DU DRAINAGE

DANS LES

PLAIES PAR ARMES DE GUERRE

PAR

LE DOCTEUR F. CHRISTOT

Ex-chirurgien en chef de la 3ᵉ ambulance lyonnaise,
Ex-interne des hôpitaux de Lyon, ex-prosecteur de l'École de médecine de cette ville,
Ex-chef de clinique chirurgicale à l'Hôtel-Dieu.

PARIS

J.-B. BAILLIÈRE et FILS,

LIBRAIRES DE L'ACADÉMIE DE MÉDECINE,

Rue Hautefeuille, 19, près du boulevard Saint-Germain.

Londres,	Madrid,
BAILLIÈRE, TINDAL AND COX,	C. BAILLY - BAILLIÈRE ,
20, King William street, Strand.	8, place Topete.

1871.

DU DRAINAGE

DANS LES

PLAIES PAR ARMES DE GUERRE

DU DRAINAGE

DANS LES

PLAIES PAR ARMES DE GUERRE

PAR

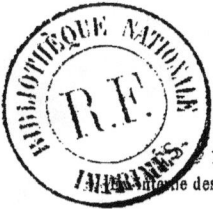

LE DOCTEUR F. CHRISTOT

Ex-chirurgien en chef de la 3e ambulance lyonnaise,
ancien interne des hôpitaux de Lyon, ex-prosecteur de l'Ecole de médecine de cette ville,
Ex-chef de clinique chirurgicale à l'Hôtel-Dieu.

PARIS

J.-B. BAILLIÈRE et FILS,

LIBRAIRES DE L'ACADÉMIE DE MÉDECINE,
Rue Hautefeuille, 19, près du boulevard Saint-Germain.

Londres,
BAILLIÈRE, TINDAL AND COX,
20, King William street, Strand.

Madrid,
C. BAILLY-BAILLIÈRE,
8, place Topete.

1871.

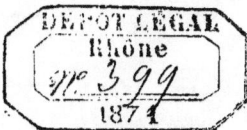

DU DRAINAGE

DANS LES

PLAIES PAR ARMES DE GUERRE

———

Le drainage chirurgical a déjà conquis une place importante dans la thérapeutique, et bien que la plupart des chirurgiens ne partagent pas l'enthousiasme de son inventeur, pas un maintenant ne se refuse à lui rendre justice dans des cas bien déterminés. Ce n'est donc point le drainage en général que je veux étudier ici ; je ne discuterai pas les indications et les contre-indications de la méthode dans ce qu'elle a de plus large. Mes prétentions sont plus bornées ; elles se limitent à apprécier les résultats obtenus par l'emploi de ce moyen dans les plaies par armes de guerre.

Mon attention avait depuis longtemps déjà été attirée par les succès que j'avais pu observer entre les mains des chirurgiens de nos hôpitaux. J'avais eu moi-même beaucoup à me louer du drainage dans une série de cas, qui se présentèrent à mon observation alors que j'étais chargé du service des blessés à l'hôpital des Colinettes. Quelques-unes de ces observations pourraient servir à édifier ma thèse et je les publierais volontiers si je ne tenais forcément à ne pas dépasser le cadre que je me suis tracé. J'énumère toutefois ces cas : phlegmon diffus de la région postéro-latérale du cou avec menace de suffocation ; phlegmon profond de la région antéro-latérale du cou ; vaste abcès épicrânien ;

phlegmon diffus de l'avant-bras ; kyste hématique volumineux développé en avant du tendon d'Achille, etc., etc.

Dans ces différentes lésions chirurgicales, le drainage nous avait rendu de signalés services. J'avais été frappé de la facilité avec laquelle on pouvait enrayer la marche du pus et l'extension des phénomènes inflammatoires, soit dans un phlegmon de la cuisse, soit surtout dans les deux cas de phlegmons profonds du cou. J'avais la conviction que ce moyen devait être utile dans les inflammations diffuses si redoutables qui succèdent aux blessures par armes de guerre ; l'occasion de juger la valeur de ces espérances ne se présenta que trop tôt.

Avant d'exposer les faits particuliers, quelques mots sur le manuel opératoire qui m'a paru préférable. — Une des conditions les plus importantes, en dehors de la bonne fabrication des drains qui en empêche l'altération, c'est leur volume et le diamètre de leur canal. Au début de notre séjour à Nuits, après la sanglante bataille qui s'est livrée sous les murs de cette ville, je n'avais à ma disposition que des tubes trop gros ou trop petits. Les premiers étaient irritants et douloureux. Les seconds, loin d'agir par leur capillarité, se bouchaient facilement, et dès lors on perdait tous les avantages du moyen, pour n'en conserver que les inconvénients. Les tubes qui m'ont paru réaliser les meilleures conditions mesuraient 5 millimètres de diamètre et avaient un orifice de 3 millimètres. La fenestration de ces tubes est commode ; ils sont bien supportés et ne s'oblitèrent pas ; ils sont d'un passage facile et leur résistance est parfaitement suffisante.

La manière de passer des drains mérite de nous arrêter un instant. Les trocarts gigantesques de M. Chassaignac ne sauraient convenir dans l'application spéciale du drainage aux plaies par armes à feu. Outre que le maniement de ces instruments n'est pas d'une grande commodité, il faut reconnaître que le passage d'un corps volumineux par des orifices déjà irrités et le plus souvent très-étroits serait un premier empêchement. Mais l'obstacle vient encore d'une raison plus sérieuse. Quand il s'agit d'un abcès volumineux ou d'une tumeur liquide bien limitée, ces instruments sont parfaits. Il n'en est pas de même quand on se trouve en face d'une blessure par armes à feu. Là l'exploration marche souvent de front avec la tentative chirurgicale, et pour agir simplement, rapidement, et comme il convient en définitive, l'action doit suivre de près l'examen, presque toujours même ils se confondent. Il est donc nécessaire d'employer des instruments à double fin : explorateurs et conducteurs. Je me suis servi avec beaucoup d'avantage d'un gros stylet aiguillé en argent, terminé par une extrémité ovalaire et d'une longueur de 25 centimètres. Cet instrument me semble parfait. Il présente une résistance suffisante pour ne point s'égarer et se plier dans les tissus ; d'un autre côté sa malléabilité permet de l'assujettir aux courbures que nécessitent les trajets des projectiles. Ces moindres détails ont leur importance. Je trouve cet instrument bien supérieur à ce long stylet des anciennes trousses, désigné sous le nom de sonde de poitrine, et dont M. Dubrueil recommande l'emploi dans le drainage (1). Ce stylet a le tort d'être rigide, l'articulation des deux pièces est peu solide, et c'est après en avoir brisé deux dans les tissus que je me suis décidé à le proscrire d'une façon définitive.

Comme méthodes adjuvantes du drainage, j'ai employé : 1º les injections phéniquées ou les injections alcoolisées ; 2º les pansements par balnéation continue ; 3º la compression.

Les injections étaient répétées le plus souvent possible, autant que le permettaient les circonstances difficiles où nous nous trouvions et le nombre de nos blessés. Pour peu que la suppuration fût abondante, ces injections se faisaient deux fois par jour.

(1) Dubrueil. *Du drainage dans les plaies d'armes à feu. (Gaz. des hôpitaux*, 4 février 1871.)

M'inspirant des idées de M. Lefort sur la méthode de pansements qu'il a désignée du nom peut-être un peu ambitieux de pansements par balnéation continue, m'inspirant surtout des bons résultats que j'avais été à même d'observer dans le cours d'un voyage en Allemagne, je complétais le pansement de la façon suivante : des compresses imbibées d'eau alcoolisée ou phéniquée froide étaient placées non-seulement sur les orifices des projectiles, mais encore sur leur trajet ; ces compresses étaient recouvertes d'une toile cirée ou d'un taffetas ; le tout était maintenu par quelques tours de bandes. La plupart de nos blessés ont ressenti un grand soulagement par ce mode de pansement, qui, indépendamment des avantages inhérents à la méthode, avait encore le bon côté d'empêcher par l'action de l'alcool ou de l'acide phénique la fermentation septique et ses redoutables conséquences. En outre, ces pansements étaient d'une exécution facile et tout à fait praticables à des infirmiers dont les connaissances chirurgicales n'atteignaient pas toujours l'intelligence et le dévoûment.

Dans un certain nombre de cas, la compression doit être regardée comme un adjuvant précieux du drainage. Elle donne les meilleurs résultats chez les blessés atteints de vastes foyers purulents et de décollements étendus. Le moyen le plus simple de la pratiquer consiste dans l'application d'un bandage roulé. Je préfère toutefois le bandage de Scultett ; ce dernier a une solidité plus grande ; la compression qu'il exerce est plus méthodique et plus parfaite ; enfin, on peut le défaire sans soulever les membres et leur imprimer des mouvements toujours douloureux. Je préfère le bandage de Scultett aux bandes de caoutchouc, qui constituent un bon moyen assurément ; mais elles permettent plus difficilement de calculer la constriction nécessaire et sont moins bien supportées par les blessés. Il est du reste difficile de les appliquer sur de larges surfaces, sur tout le membre inférieur, comme cela serait quelquefois nécessaire.

Quoique très-partisan du drainage, nous croyons que son usage ne doit pas être inconsidérément étendu à toutes les lésions des parties molles. Le *drainage préventif* ne me paraît pas utile dans les plaies en séton, c'est cependant dans ce genre de traumatisme que M. Dubrueil le préconise de préférence (1). Dans le plus grand nombre de cas ces plaies se cicatrisent facilement, sans accidents, sans suppuration diffuse. C'est du moins ce que nous avons observé chez nos blessés ; aussi avons nous réservé le drainage pour les cas où se développaient des accidents inflammatoires. Il nous a surtout paru nécessaire pour enrayer les suppurations étendues qui résultent du séjour prolongé dans les tissus des projectiles et des corps étrangers qu'ils entraînent.

Bien que je ne sois pas d'avis de laisser les drains pendant un temps indéterminé dans nos tissus. Il m'est arrivé d'être forcé de les laisser séjourner un mois et plus, souvent dans des régions très-vasculaires. Je n'ai jamais eu à déplorer d'ulcération des vaisseaux et d'hémorrhagies ; en outre, les tubes ont toujours été supportés jusqu'au bout sans douleur et sans provoquer de phénomènes nerveux. Leur innocuité a, du reste, été notée bien des fois, et le cas cité par M. Ange Duval montre jusqu'où elle peut aller (1). Il s'agit d'un malade porteur d'un volumineux abcès de la région lombaire qui fut traité avec succès par le drainage, à l'hôpital de Brest. Dix-huit mois après ce même malade rentra à l'hôpital pour une fracture des deux jambes. Au bout de six semaines, le décubitus dorsal détermina la formation d'un nouvel abcès dans la même région que le précédent. A l'incision, on retrouva le tube à drainage placé, dix-huit mois auparavant, et sur lequel la cicatrisation s'était opérée sans qu'aucune trace d'inflammation en ait manifesté la présence pendant un temps aussi long.

(1) Dubrueil. *Loc. cit.*
(1) Ange Duval. *Arch. de méd. nav.*, t. I.

Les faits que j'ai à présenter peuvent se ranger en deux catégories :

I. Dans la première, il s'agit seulement de plaies des parties molles ;

II. Dans la seconde, les lésions sont plus profondes. Le squelette osseux et articulaire a été plus ou moins grièvement intéressé par les projectiles.

Cette division est loin d'être arbitraire. Elle est au contraire on ne peut plus conforme à la réalité clinique, et les résultats obtenus sont bien variables, suivant les uns ou les autres cas, ainsi qu'on le verra par la suite de ce travail.

§ I.

CAS DANS LESQUELS LES PARTIES MOLLES SEULES ONT ÉTÉ ATTEINTES.

OBS I. — *Coup de feu dans la région sus-épineuse. — Trajet très-long du projectile, qui est resté dans les chairs.— Deux abcès dans la région vertébrale à une distance considérable de la plaie. — Extraction du projectile. Drainage. — Guérison rapide.* (Drs Christôt et Charreton.)

Flacheron (Marc), 30 ans, 2ᵉ légion de marche du Rhône, 2ᵉ bataillon, 5ᵉ compagnie, reçoit à la bataille de Nuits un coup de feu dans la région sus-épineuse du côté gauche. Il est recueilli à l'ambulance Patron, où je l'examine le 23 décembre, avec M. Couturier, aide-major de la 1ʳᵉ légion.

Au niveau de la fosse sus-épineuse gauche, à 5 centimètres de la base de l'acromion, orifice de 3 à 4 centimètres de largeur, à bords irréguliers, relevés, saillants. Pas d'orifice de sortie. Tuméfaction et endolorissement de la région scapulaire. Fièvre traumatique modérée.

Les dimensions relativement considérables de la plaie font songer tout d'abord à une blessure par éclat d'obus ; le blessé affirme que le projectile a été extrait par le chirurgien prussien qui lui a donné les premiers soins.

Le doigt, introduit par la plaie, arrive, en suivant l'épine de l'omoplate, à un cul-de-sac de 8 centimètres environ. Une sonde de femme, introduite avec ménagement, ne pénètre pas plus loin, et de l'eau injectée dans le tra-iet ressort immédiatement.

Une première tentative d'extraction reste infructueuse.

Le 25 décembre, accidents généraux plus accusés. Fièvre vive, frissons, insomnie. Le lendemain 26, aggravation de l'état général et douleurs plus intenses dans la région scapulaire et vertébrale. Soulèvement très-appréciable du scapulum. Ecoulement purulent plus abondant par la plaie.

Après une exploration minutieuse pratiquée sur la région tuméfiée et sur le côté gauche de la région vertébrale, je perçois au niveau des 8e et 9e vertèbres dorsales un point plus douloureux et qui semble fluctuant. J'incise couche par couche la peau, le tissu cellulaire sous-cutané, l'aponé-vrose, la couche musculaire superficielle et je donne issue à une quantité de pus phlègmoneux qui peut bien être évaluée à 300 grammes. J'introduis l'index dans le foyer, qui est considérable, et pénètre largement sous l'omo-plate. Je retire trois ou quatre doubles de vêtement, mais pas de projec-tile, malgré mes explorations réitérées.

Drainage du foyer purulent à l'aide d'un tube élastique de 0,22 environ, formant une anse dont les deux extrémités ressortent par la plaie. Injec-tions phéniquées dans le foyer de l'abcès.

Sous l'influence de ces moyens, les symptômes généraux disparaissent momentanément.

Le 3 janvier, réapparition des mêmes phénomènes, avec moins d'inten-sité toutefois, Comme la première fois le blessé a eu des frissons répétés.

J'examine avec beaucoup de soin l'abcès ouvert ces jours derniers, je ne trouve rien d'anormal. Le scapulum a regagné son niveau ordinaire ; la suppuration est abondante, mais d'un écoulement facile, grâce au drainage. La région n'est pas douloureuse.

Après cet examen, le blessé attire mon attention sur un point douloureux situé dans la région vertébrale droite en face des deux dernières dorsales. A ce niveau, je constate un empâtement limité, et après une palpation attentive, j'obtiens la certitude qu'il est dû à la présence du projectile, que je sens très-profondément logé au milieu des masses sacro-vertébrales. J'incise avec précaution et j'arrive dans un foyer d'une cinquantaine de grammes de pus environ, à la partie la plus déclive duquel je trouve le projectile, situé dans les muscles de la région. Je l'extrais sans difficulté ; il n'avait subi aucune déformation. Un drain en anse est passé dans la cavité purulente. Des injections phéniquées sont faites régulièrement.

Dès lors, les accidents généraux ne se reproduisirent pas. La suppuration diminua progressivement. Les drains furent enlevés le 10 janvier, et à la fin du mois, le blessé pouvait être évacué en très-bonne voie de guérison.

Il est à peine utile d'insister ici sur le trajet bizarre parcouru par le projectile et sur les difficultés de l'extraction. Les anamnestiques étaient de nature à induire en erreur, et l'exploration, quelque attentive qu'elle fût, ne pouvait pas de prime abord mettre sur la voie du projectile. Quant au drainage, il a été un adjuvant très-utile, et la rapidité de la guérison le prouve.

Obs. II. — *Coup de feu dans l'épaule gauche. — Balle non extraite. — Trajet consécutif du projectile. — Accidents locaux immédiats. — Extraction. — Drainage. — Disparition des accidents. — Guérison.* (Drs Rollet et Christôt).

Frère (Jacques), mobile de la Loire, reçoit au combat de Beaune-la-Rolande un coup de feu dans l'épaule gauche. Orifice d'entrée à la partie antéro-latérale de la région deltoïdienne.

Le blessé arrive trois jours après la bataille à l'ambulance du Consistoire protestant, c'est-à-dire le 29 novembre.

Le lendemain et le surlendemain, des tentatives très-ménagées d'exploration sont pratiquées : elles sont fort douloureuses. Gonflement de toute la région de l'épaule et œdème du bras et de la partie supérieure de l'avant-bras. Les mouvements de l'article scapulo-huméral sont gênés. Les accidents locaux n'ont fait que s'accroître depuis l'entrée à l'ambulance.

Le 31 novembre au soir, pouls à 112. Temp. axil., 39,2.

Le lendemain 1er décembre, éthérisation préalable, introduction, par l'orifice unique, d'un fort stylet qui mène sans difficulté au niveau du tiers externe de la fosse sous-épineuse. Une incision amène l'issue d'une petite quantité de pus, sans que l'on rencontre de projectile.

Je débride alors l'orifice d'entrée et j'introduis l'index, qui pénètre dans un trajet sinueux, courbe ; à son extrémité, on sent une cavité pouvant loger un œuf de pigeon, et au fond de laquelle on perçoit le projectile complètement libre. A l'aide de pinces à pansements, je l'extrais sans trop de difficulté, malgré la longueur du trajet. La balle, dirigée par son propre poids et probablement aussi par les mouvements de la région, avait cheminé du côté du bord axillaire de l'omoplate, où elle avait développé un foyer d'inflammation suppurative.

Une seconde incision est pratiquée à la partie la plus déclive de ce foyer, et deux tubes à drainage sont passés l'un de l'orifice du projectile à la première incision et de cette première incision à la seconde.

Trois fois par jour des injections phéniquées sont faites par les tubes élastiques.

Comme résultat immédiat : soulagement, abaissement du pouls et de la température. Disparition progressive de la tuméfaction de l'épaule.

Les tubes à drainage sont enlevés tous deux au neuvième jour.

L'œdème du bras et de l'avant-bras se dissipe plus lentement. Il est cependant combattu avec succès par un bandage compressif.

Le 18 décembre, je quitte ce malade dans un état très-satisfaisant. Je le laisse aux soins de mon excellent maître, M. le docteur Rollet, que je suis heureux de remercier ici pour tous les soins qu'il a bien voulu donner aux blessés et aux opérés que je lui adressai à l'ambulance du Consistoire protestant.

Le 21 janvier, le blessé quittait l'ambulance dans un état de complète guérison.

Obs. III. — *Coup de feu dans la région de l'épaule droite. — Extraction du projectile. — Accidents inflammatoires consécutifs déterminés par la présence de débris de vêtement. — Contre-ouverture et drainage. — Guérison rapide.* (Dr Christôt et Burlet.)

Ginet (Jérôme), franc-tireur, reçoit à la bataille de Talant un coup de feu qui l'atteint à la région sous-épineuse droite, tout près de la base de l'épine.

La balle a suivi un trajet oblique en bas et en dehors; elle est extraite deux jours après le combat.

Le blessé, placé dans une ambulance particulière, ne présente pas d'accidents immédiats. Le 27 janvier, il se plaint de douleurs plus accusées et de gêne dans les mouvements. L'épaule augmente de volume et la suppuration devient plus abondante. Fièvre traumatique secondaire vive.

Le lendemain 28, l'état s'est aggravé, et les personnes qui logent Ginet l'évacuent sur l'ambulance de la salle Philharmonique, dont j'avais la direction.

Je constate une rougeur et une tuméfaction diffuse de la région scapulaire. La pression est très-douloureuse et elle exprime par la plaie une assez grande quantité de pus sanguinolent. La plaie est grisâtre et boursouflée.

Un gros stylet est introduit et dirigé sans difficulté jusqu'au-dessous de l'angle du scapulum, où je fais saillir la pointe de l'instrument, afin de pratiquer facilement une incision de 2 à 3 centimètres. Écoulement d'une demi-verrée de pus phlegmoneux. Un drain est immédiatement passé dans le trajet du projectile, qui a labouré le sous-épineux sans dénuder toutefois l'omoplate.

Injections phéniquées faites une ou deux fois par jour.

Les symptômes inflammatoires se calment promptement. Pendant les trois jours qui suivent l'opération, le drain sert de conducteur à de très-petits morceaux de drap, que nous trouvons à l'orifice inférieur du trajet et qu'un courant d'eau phéniquée chasse facilement.

A la fin de février, le trajet est tout à fait cicatrisé. Le drain était resté huit jours en place. Les deux orifices ne donnent que quelques gouttes de pus, et la guérison peut être considérée comme définitive.

OBS. IV. — *Coup de feu dans la hanche et la région inguino-crurale.* — *Masses musculaires profondément labourées.* — *Phlegmon diffus gangréneux.* — *Vaginalite suppurative du côté droit.* — *Accidents généraux graves.* — *Drainage du trajet parcouru par le projectile; drainage de la paroi abdominale et du pli génito-crural.* — *Guérison.* (D\rs Christôt et Burlet.)

Chabot (Jean), 3° légion de marche de Saône-et-Loire, 2° bataillon, 1re compagnie, reçoit à la bataille de Talant un coup de feu dans la hanche droite. Il est apporté à l'ambulance de la salle Philharmonique le 26 janvier, cinq jours après la blessure.

A l'examen de la région : coup de feu ayant pénétré à la partie supérieure de la hanche en arrière et au-dessus du grand trochanter. Orifice de sortie un peu au-dessus du ligament de Fallope, à 5 centimètres du pubis. Tuméfaction générale de la région fessière, qui est très-douloureuse à l'inspection. Pli inguino-crural incomplètement effacé. Soulèvement de la paroi abdominale dans l'espace correspondant à la fosse iliaque, empâtement diffus, périphérique. Teinte livide des téguments à ce niveau, crépitation emphysémateuse. Suppuration abondante et fétide.

Sur le demi-anneau supérieur de l'orifice inguinal, plaque gangréneuse de la largeur d'une pièce de cinq francs ; elle est excisée au premier pansement.

L'état général est gravement compromis. Le cortège des symptômes septicémiques a apparu dès l'avant-veille. Fièvre, frissons, envies de vomir et vomissements, langue typhoïde, respiration précipitée.

Je passe un premier drain, qui suit le chemin du projectile ; cette petite opération est rendue difficile par le trajet demi-circulaire et surtout par la tuméfaction des muscles intéressés. Une hémorrhagie peu abondante se produit. Des injections phéniquées sont faites immédiatement après l'introduction du drain ; on en fait également par l'orifice de sortie dans le foyer abdominal.

Le malade est mis au thé alcoolisé à haute dose et à la potion phéniquée.

Le 27, l'état est sensiblement le même. La nuit a été agitée ; subdélire intermittent ; persistance des autres phénomènes généraux.

L'état local est le suivant : la suppuration s'écoule abondamment par les orifices du drain et surtout par l'orifice trochantérien. Un nouveau liseré gangréneux existe sur la portion abdominale de l'ouverture inguino-crurale. La tuméfaction s'est étendue au pli génito-crural, qui présente une fluctuation manifeste.

J'excise soigneusement les lambeaux sphacélés. Un tube élastique en anse, de 15 centimètres, est placé dans le foyer abdominal.

L'abcès inguino-crural est incisé au niveau de la branche ascendante de l'ischion. Un troisième drain réunit cette incision à l'orifice de sortie du projectile.

Thé alcoolisé, potion phéniquée, opium. Bouillon et vin; Deux fois par jour injections phéniquées.

Le 28 au matin, l'état local s'est un peu amélioré. Suppuration abondante, mais d'un écoulement facile. Gangrène limitée. Détritus cellulaires abondants, qui sont excisés. La tuméfaction est plus circonscrite, les téguments moins livides. Pus et gaz s'écoulant à la pression.

L'état général ne s'est pas sensiblement amélioré ; la nuit cependant a été plus calme.

Le même traitement est continué. Des pansements sont faits très-régulièrement deux fois par jour. Plusieurs lambeaux de vêtements sont chassés par les injections.

Le 31, amélioration sensible, générale et locale. Les phénomènes nerveux ont disparu ; la nuit dernière a été calme, le blessé a dormi. Les phénomènes vasculaires sont moins accusés ; le pouls, qui s'était élevé entre 110 et 120, est tombé à 90, 96. Il n'y a pas eu de nouveaux frissons. La langue est meilleure. Le malade est moins abattu.

Peu à peu l'état devient plus satisfaisant. La suppuration reste très-abondante ; mais le pus est épais et bien lié. Le 3 février, le malade peut se soulever sur ses genoux pour faciliter les pansements.

Le trajet génito-crural se ferme le premier. Le 6 février j'enlève le drain qui le traverse, et deux jours plus tard celui placé dans le foyer abdominal.

Le 12 février, sans cause appréciable, le scrotum se tuméfie du côté droit, où le blessé accuse une vive douleur. La peau garde sa coloration normale. Tumeur inflammatoire ovoïde, fluctuante. Repos absolu. Applications émollientes.

Le 13, tumeur scrotale plus volumineuse et plus fluctuante. Légère rougeur de la peau, qui est moins mobile au niveau de la partie antérieure de la tumeur. Je diagnostique une vaginalite suppurée ; l'incision vérifie le diagnostic. Il s'écoule deux cuillerées à soupe environ de pus phlegmoneux.

Depuis ce dernier accident, les choses n'ont cessé de marcher régulièrement. La suppuration du foyer abdominal et du trajet génito-crural s'est peu à peu limitée. Seul le trajet du projectile continue à donner abondamment. Le drain est enlevé seulement le 22 février.

Au moment de notre départ de Dijon (fin février), le malade commence à se lever ; il marche péniblement, bien que l'état local soit très-satisfaisant. La déchirure profonde des muscles fléchisseurs et rotateurs de la cuisse explique cette difficulté.

L'état général est très-bon, les plaies bien granuleuses, et tout permet d'affirmer que la guérison est en excellente voie.

Obs. V. — *Coup de feu dans le bassin.* — *Destruction partielle du grand ligament sacro-sciatique.* — *Érosion du sacrum.* — *Pénétration de la balle dans la paroi du rectum, où elle reste logée.* — *Accidents locaux et accidents généraux graves.* — *Extraction laborieuse du projectile.* — *Drainage de la fosse ischio-rectale.* — *Disparition des accidents.* — *Guérison.* (D⁣rs **Christôt et Charreton.**)

Combe (Clément), de Cazeville, appartenant aux mobilisés de l'Aveyron, 3ᵉ bataillon, 5ᵉ compagnie, reçoit à la bataille de Talant (Dijon) un coup de feu dans la fesse gauche. Le projectile pénètre obliquement en arrière sur les limites de la région sacrée. Un second coup de feu éraille les téguments de la région trochantérienne.

La première blessure n'offre que l'orifice d'entrée. Hémorrhagie primitive abondante par cet orifice.

Peu d'accidents immédiats. Le malade peut faire quelques pas pendant les jours qui suivent la blessure.

Explorations répétées de la plaie faites par des chirurgiens prussiens. Ces premières explorations n'amènent la découverte d'aucun corps étranger. Le blessé affirme que les recherches ont été faites à six reprises différentes et toujours avec le même insuccès. Chaque exploration amenait des douleurs très-vives.

Huit jours après la blessure Combe est évacué sur Dijon.

Jusque-là pas ou peu d'accidents, si ce n'est une douleur devenant de plus en plus vive dans la région du petit bassin; douleurs accompagnées d'envies répétées d'aller à la selle, sans que la défécation fût le plus souvent possible.

Fièvre modérée. Légers accès fébriles dans la soirée.

Le 1ᵉʳ février, les accidents deviennent plus graves. Les douleurs sont beaucoup plus vives. Frissons dans la journée et la nuit précédentes. Pouls précipité. Envies de vomir presque continuelles.

Ballonnement du ventre, très-sonore à la percussion, qui est surtout douloureuse à l'épigastre.

Pas de selles depuis cinq jours. Envies fréquentes d'uriner et souffrances pendant la miction.

Les douleurs dans la région fessière sont assez vives pour faire préférer

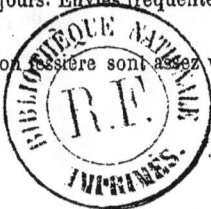

2

au blessé le décubitus abdominal, qui ne laisse pas cependant que d'être très-gênant.

Le 2 février, nous voyons le blessé pour la première fois. La gravité des accidents nous engage à intervenir immédiatement.

Après chloroformisation préalable, je débride l'orifice de pénétration et j'introduis le doigt dans le trajet du projectile. J'arrive sans trop de difficultés dans la fosse ischio-rectale et je constate, chemin faisant, les désordres suivants : trajet intra-musculaire de la balle, déchirure partielle de l'attache sacrée du ligament sacro-sciatique ; le bord du sacrum est assez fortement échancré ; décollement de l'intestin qui peut être évalué à 9 centimètres environ, suivant la longueur, et à trois travers de doigt à peu près, suivant la circonférence. Fosse ischio-rectale pleine de pus.

A une première exploration je ne découvre pas le projectile ; je retire seulement de la fosse ischio-rectale et du bord du sacrum quelques doubles de vêtements, de fines esquilles et des lambeaux de tissu cellulaire mortifiés.

A une seconde introduction du doigt et après des recherches minutieuses sur la paroi de l'intestin, très-distendu par des matières fécales, je constate la présence d'un corps très-dur, très-irrégulier, logé dans la paroi même du rectum, à laquelle il adhère. Je ne tente pas l'extraction par cette voie trop indirecte, et l'index gauche restant pour servir de point d'appui au projectile, j'introduis l'index droit dans le rectum, et, après quelques hésitations, rendues excusables par une énorme accumulation de fèces dans l'intestin, je parviens à sentir la balle, située à peu près à 8 centimètres de l'anus. Je l'ébranle avec l'ongle et je répète plusieurs fois cette manœuvre, qui me permet de la dégager et de l'amener au dehors. Elle est aplatie en étoile et son irrégularité explique suffisamment son enclavement dans la paroi intestinale. Elle est recouverte sur une partie de sa surface de matières fécales.

Là ne se bornaient pas les indications à remplir. Il fallait évacuer le pus contenu dans la zone ischio-rectale ; il était une menace trop immédiate pour le péritoine ; aussi n'hésitai-je pas à lui donner issue dans les conditions les plus favorables. Grâce à un long stylet aiguillé introduit dans le foyer et poussé vers la région anale, je pus pratiquer entre l'ischion et l'anus, un peu en arrière de cet orifice, une incision de 2 centimètres, qui donna passage à 250 grammes environ de pus très-fétide. Un tube à drainage réunit les deux orifices ; il fut placé de façon à pénétrer par l'échancrure sciatique, à contourner le ligament de ce nom et à drainer largement l'espace pelvi-rectal.

A la fin de l'opération, le rectum s'exonera d'une quantité considérable de fèces.

Les accidents de pelvi-péritonite et les symptômes qui en étaient la conséquence se calmèrent immédiatement. Les douleurs si vives du petit bassin disparurent avec l'opération. Pendant deux jours, lorsque le malade toussait ou faisait quelques efforts, il sortait des gaz par l'orifice d'entrée du projectile. Au deuxième jour un lavement ressortit partiellement par cet orifice.

Les jours suivants ces accidents ne se renouvelèrent pas. Le rectum reprit ses habitudes physiologiques et toutes les grandes fonctions se rétablirent facilement.

Deux fois par jour des injections d'eau phéniquée furent faites sur le trajet du drain.

Le 26 février, je quittai ce blessé dans un état très-satisfaisant. Les deux plaies s'étaient considérablement rétrécies ; la suppuration était presque insignifiante. Depuis plusieurs jours la déambulation était facile et sans douleur.

Le lendemain de notre départ, le drain fut enlevé et la plaie du pourtour de l'anus se cicatrisa rapidement au point de ne laisser qu'un pertuis insuffisant pour l'écoulement du pus. Des accidents de la nature de ceux qui avaient nécessité notre intervention reparurent, avec beaucoup moins d'intensité toutefois. La plaie fut rouverte et tenue béante pendant quelques jours, en même temps que des injections détersives étaient pratiquées. Les phénomènes disparurent comme la première fois, et dès lors rien n'entrava plus la guérison.

La guérison est complète, les deux plaies sont cicatrisées, les fonctions intestinales sont régulières. Le malade a repris de l'embonpoint ; il ne souffre plus et la marche prolongée ne le fatigue pas (1).

Ce fait se recommande de lui-même et il est superflu d'y insister davantage. Les phénomènes de pelvi-péritonite avec menace

---

(1) Le blessé qui fait le sujet de cette observation a été présenté au mois d'avril à la Société des sciences médicales.

de généralisation sur la séreuse abdominale me paraissent indiscutables dans cette observation ; les symptômes généraux avaient en quelques heures pris une intensité inquiétante.

L'extraction du projectile a été pour beaucoup, je n'en doute pas, dans la cessation des accidents ; le drainage a eu toutefois une part bien plus large dans ce résultat. A l'écoulement facile et continu du pus, aux lavages phéniqués méthodiques qu'il a permis revient la meilleure part de la guérison, et s'il était utile d'y insister, je rappellerais que l'enlèvement prématuré du tube à drainage a ramené des accidents analogues à ceux que nous avions eu primitivement à combattre.

Obs. VI. — *Coup de feu dans les parties molles de la région externe de la cuisse gauche. — Hémorrhagies secondaires graves. — Accumulation de caillots dans le trajet du projectile ; trajet considérablement agrandi par la suppuration et les décollements. — Altération septique des caillots et du pus. — Anémie profonde et septicémie. — Débridement permettant la ligature du vaisseau hémorrhagipare et le tamponnement à découvert. — Arrêt définitif de l'hémorrhagie. — Drainage combiné donnant au pus un écoulement continu et facile. — Cessation des accidents. — Guérison.* (Dᵣˢ Christôt, Roche, Burlet.)

Clément Thomas, soldat de la 1ʳᵉ légion du Rhône, reçoit à la bataille de Nuits un coup de feu qui traverse obliquement, dans une étendue de 16 à 18 centimètres, les parties molles de la région externe de la cuisse. Il entre à l'ambulance de M. de Ligier-Belair.

Les muscles sont profondément labourés, la blessure ne paraît pas cependant présenter de gravité. Le 6 janvier, une hémorrhagie abondante se fait par les deux orifices : le sang qui en sort est rutilant. Le tamponnement pratiqué sur les deux orifices et sur le trajet du projectile parvient à arrêter momentanément l'hémorrhagie, qui reparaît dans la soirée. Un tamponnement au perchlorure tarit de nouveau l'écoulement, qui recommence peu abondant dans la journée du 7. Quelques tours de bande un peu serrés sur le bandage déjà appliqué suffisent à arrêter l'hémorrhagie , qui reparaît plus abondante que jamais dans la nuit du 8 au 9. Le malade est dans un état demi-syncopal, le pouls insensible, le faciès livide, en un mot presque exsan-gue. Le pansement est enlevé et des bourdonnets de charpie imbibés de perchlorure de fer sont enfoncés et tassés aussi profondément que pos-sible dans le trajet de la plaie. L'hémorrhagie s'arrête. Les moyens généraux habituels sont employés pour faire revenir le blessé.

Le 12, je suis appelé auprès du blessé, dont l'état est de plus en plus alar-mant. Le pied et la jambe sont œdématiés, la région externe de la cuisse est le siége d'une large tuméfaction. A la partie interne, on sent au-dessous du genou un point phlegmoneux de la largeur de la paume de la main. La région externe présente de la fluctuation dans une grande étendue. Les linges de pansements sont maculés par un ichor noirâtre très-fétide, qui suinte entre les tampons et l'orifice du projectile. Le malade est très-affaibli, le pouls est filiforme et précipité, le faciès pâle, les muqueuses des lèvres et de l'œil décolorés. Depuis trois jours apparaissent à des heures irrégulières des frissons suivis de chaleur et de sudation. Le blessé vient d'avoir un de ces frissons, au moment où nous l'examinons, tout son corps est baigné de sueur. Il est très-frappé et s'épouvante à l'idée d'une nouvelle hémorrha-gie, qui serait la dernière, dit-il.

Assisté de mon ami le docteur Burlet, j'enlève les tampons de perchlorure de fer, profondément engagés dans la plaie. Un quart de litre environ d'ichor très-fétide, mêlé à des caillots sanguins, s'écoule au dehors, et à peine avons-nous fini d'exprimer les parois du foyer que l'hémorrhagie re-paraît par les deux orifices, mais surtout par l'orifice inférieur. Il fallait agir et agir sans perdre un instant. La première question qui se posait était celle-ci : vers quel orifice du projectile l'hémorrhagie a-t-elle sa source ? Quel est celui que l'on doit débrider pour porter le moyen hémostatique nécessaire sur le point hémorrhagipare ? Dans le but de m'éclairer, j'exer-çai la compression sur le trajet du projectile à différentes hauteurs. La compression près de l'orifice supérieur empêchait l'écoulement sanguin par cet orifice, tandis qu'il continuait par l'orifice inférieur. Au contraire, l'orifice inférieur continuait à donner passage au sang quand la compression était exercée dans son voisinage. Déduction facile à tirer : le point hémor-rhagipare est près de l'orifice inférieur. A l'aide de forts ciseaux, je fais sur ce dernier, en haut et en dedans, un débridement de 6 à 7 centimètres ; une certaine quantité de caillots noirâtres et fétides sont retirés. La surface est soigneusement abstergée, et, après quelques secondes de recherches, les bords de la plaie étant écartés, j'arrive sur une artère musculaire paraissant appartenir au vaste externe, et qui donne un jet dont les pulsations sont à peine sensibles. Je l'étreins dans un fil à ligature, mais la paroi artérielle se déchire sous le fil. A l'aide d'un tenaculum, je soulève une petite portion du tissu au milieu duquel l'artère est située et je pratique une ligature en masse. Le jet artériel s'arrête.

Une première anse de drain est passée de l'extrémité de la plaie de débridement à l'orifice supérieur. Un second drain traverse le foyer suivant son diamètre vertical et ressort par une contre-ouverture pratiquée à 13 centimètres de la plaie de débridement. On pratique des lavages répétés à l'eau phéniquée, et comme la zone de tissu située autour du point sur lequel a été portée la ligature est le siége d'un léger suintement sanguin, je le tamponne avec le perchlorure de fer, en ayant toutefois la précaution de disposer le tampon de façon à ce qu'il permette l'écoulement facile des liquides de la cavité par les tubes élastiques que je fais passer au-dessus.

Un bandage roulé comprime méthodiquement tout le membre. Au niveau du foyer de suppuration ce bandage est doublé de quelques tours de bande qui assurent une constriction suffisante pour agir comme agent d'hémostase.

Un traitement tonique excitant est prescrit au malade. Des cordiaux lui sont administrés immédiatement pour le tirer de l'état presque syncopal où il se trouve à la fin de l'opération.

Le pansement est enlevé seulement le lendemain au soir. L'hémorrhagie ne s'est pas reproduite.

Les phénomènes locaux vont rapidement en s'améliorant. Le noyau phlegmoneux de la face interne de la cuisse se résout assez promptement. Le pus, très-abondant, s'écoule bien ; aucun suintement sanguin ne se manifeste. L'œdème disparaît graduellement. Des pansements phéniqués avec injections détersives sont répétés deux fois par jour. La compression exercée par le bandage facilite le recollement, qui s'effectue plus vite que nous n'aurions osé l'espérer d'après les dimensions du foyer. Les drains sont enlevés au huitième jour.

Les frissons septicémiques ne reparaissent pas, mais les forces reviennent très-lentement. L'anémie profonde du blessé n'explique que trop le retour lent de l'état général. Les préparations de quinquina et de fer forment la base du traitement interne, qui est secondé par une excellente alimentation.

Je quitte le blessé le 20 janvier, et bien qu'il ne soit pas encore assez fort pour se lever, la guérison ne saurait être mise en doute. A la fin de février, elle pouvait être considérée comme complète.

Cette observation méritait d'être rappelée à plus d'un titre. La gravité de l'hémorrhagie secondaire, alors même que l'artère lésée était peu importante, la persistance, l'état d'anémie profonde où le malade se trouvait me semblent devoir être d'autant plus signalés que souvent durant la campagne nous avons eu à combattre de semblables hémorrhagies secondaires, surtout dans les plaies par armes à feu de la cuisse, alors même qu'aucun tronc artériel important n'avait été divisé. La difficulté de reconnaître le point précis du foyer hémorrhagipare, la nécessité d'une intervention rapide s'adressant à la fois à l'écoulement sanguin et à la septicémie, en dehors même des bons résultats produits par le drainage, nécessitaient les détails dans lesquels nous sommes entrés.

Obs. VII. — *Plaie par arme à feu de la jambe.* — *Projectile intéressant les parties molles seulement.* — *Variole intercurrente grave amenant une inflammation diffuse de la partie postérieure de la jambe.* — *Abcès volumineux et vaste décollement traités avec succès par le drainage.*

Got, soldat de la 2ᵉ légion du Rhône, est blessé à l'armée de l'Est. Un coup de feu lui traverse le mollet gauche. Les muscles sont profondément labourés. Pansements irréguliers au début. Le malade contracte une variole assez intense. Il est évacué à Lyon, dans la seconde moitié de février. Je le vois le 5 mars.

L'affection exanthématique est à la période de desquamation, et à en juger par le nombre des croûtes, on peut affirmer qu'elle a été des plus confluentes. La plaie, malgré l'irrégularité des premiers pansements, avait marché régulièrement dès le début : mais, sous l'influence de l'état général, une inflammation diffuse n'avait pas tardé à se manifester dans la jambe blessée.

Je trouvai les deux orifices du projectile très-agrandis. L'orifice de sortie notamment, situé en dedans, avait la largeur de deux pièces de cinq francs. Tous deux étaient grisâtres, sanieux, saignant au plus léger contact et douloureux au toucher. L'orifice externe seul donnait un écoulement insuffisant à un foyer purulent très-étendu, occupant tout le tissu cellulaire sous-cutané de la face postérieure de la jambe et descendant jusqu'à la région tibio-tarsienne. L'article n'est pas envahi, et la raideur dans les mouvements doit être mise sur le compte de l'immobilité prolongée. La peau limitant le foyer est fort amincie, livide, et bien près de l'ulcération et de la perforation.

L'état général est mauvais. Amaigrissement rapide. Fièvre continue avec exacerbations vespériennes. Sueurs nocturnes depuis quelque temps. Inappétence. Hémoptysies très-peu abondantes, il est vrai, mais suffisantes cependant pour que, jointes aux phénomènes précédents, elles fassent craindre une tuberculose. L'auscultation ne révèle heureusement que quelques râles muqueux disséminés dans l'arbre bronchique.

L'état local est traité de la façon suivante : une contre-ouverture est faite à la partie inférieure de la jambe, à 27 centimètres de l'orifice d'entrée du projectile. Il laisse écouler un demi-litre environ de pus phlegmoneux et hématique. Une hémorrhagie légère succède à cette évacuation. Un drain réunit la contre-ouverture à l'orifice d'entrée, traversant ainsi tout le diamètre vertical du foyer et mesurant par conséquent 27 centimètres. De grands lavages avec de l'eau alcoolisée sont pratiqués immédiatement.

Je prescris deux injections par jour avec du vin aromatique, coupé de partie égale d'eau. Je touche au nitrate d'argent les deux orifices du projectile, et je recommande de renouveler cet attouchement, sur les bords seulement tous les deux ou trois jours. Les plaies sont pansées à la glycérine phéniquée.

J'applique avec soin un bandage roulé sur la jambe, de façon à rapprocher les parois de l'abcès et à faciliter leur adhésion. J'insiste beaucoup auprès des parents sur la nécessité de ne pas négliger l'application de ce bandage.

Je combats l'état général par le lait d'ânesse, le quinquina, le fer et la bonne alimentation.

Je reste jusqu'au 19 mars sans avoir de nouvelles de ce blessé. Le 19, je suis de nouveau appelé auprès de lui.

L'état local est des plus satisfaisants. L'abcès est guéri. Les téguments de la face postérieure de la jambe, malgré son extrême amincissement, se sont recollés sur toute leur surface, et, ce qui se rencontre bien, c'est que le drain forme une saillie régulière sous la peau. Il est comme enclavé dans les tissus. Je l'arrache sans difficulté et sans amener d'hémorrhagie.

L'état géneral s'est notablement modifié. Il est apyrétique. L'appétit est meilleur, la nutrition se fait mieux et la maigreur est déjà moins accusée. Les phénomènes pulmonaires ont cessé complètement.

Le 1er avril, j'ai des nouvelles de ce malade. Les plaies sont cicatrisées. Il se lève depuis quelques jours déjà. La santé générale va de jour en jour en s'améliorant et tout paraît annoncer une guérison certaine.

Obs. VII. — *Coup de feu dans les parties molles de la cuisse.* — *Un seul orifice.* — *Exploration immédiate n'amenant aucun résultat.* — *Au bout de huit jours inflammation vive nécessitant une contre-ouverture et de nouvelles recherches qui restent infructueuses.* — *Drainage suivi de la cessation des phénomènes inflammatoires.* — *Nouvelle inflammation diffuse survenant à la suite de marches imprudentes.* — *Phénomènes locaux et généraux graves.* — *Application d'un nouveau drain, qui séjourne un mois dans les tissus.* — *Guérison définitive.* (Drs Rollet, Magnien, Christôt.

Mazalon, soldat de la 2e légion du Rhône, entre le 24 décembre à l'ambulance du Consistoire protestant pour un coup de feu reçu à la bataille de Nuits. Un seul orifice existe à la partie interne du tiers moyen de la cuisse. Des tentatives faites après la bataille pour l'extraction du projectile, supposé logé dans les tissus, restent infructueuses. Ces tentatives sont renouvelées à Lyon et n'amènent pas de résultat. Le blessé affirme cependant que la balle est bien restée dans les chairs.

Du reste, les phénomènes inflammatoires sont peu accusés. Le blessé est mis au repos absolu ; deux fois par jour on pratique dans le trajet des injections phéniquées.

Le 2 janvier, gonflement de la cuisse et fièvre vive. Suppuration plus abondante ; fluctuation à la région externe de la cuisse.

Le docteur Magnien, qui avait l'obligeance de faire le service à l'ambulance, éthérise le blessé, fait une contre-ouverture d'où s'échappe une notable quantité de pus phlegmoneux. Les recherches auxquelles il se livre dans l'espoir de trouver le projectile, qu'il suppose être la cause de ces accidents, n'amènent pas de résultat. Un drain joint les deux ouvertures et plonge profondément dans les masses musculaires de la cuisse. Le drain est laissé dix-huit jours en place.

Les accidents locaux et généraux cessent. La cicatrisation se fait assez régulièrement. L'orifice interne se ferme le dernier.

Vers le 20 mars, sans cause appréciable, nouvelle suppuration au niveau de l'orifice du projectile et de la contre-ouverture. Il suffit d'érailler les cicatrices, encore peu solides, pour donner au pus un écoulement facile. L'exploration des trajets pratiqués, soit avec le doigt, soit avec une sonde de femme, ne fait découvrir aucun corps étranger. La délimitation bien nette de l'inflammation me décide à ne pas pratiquer le drainage.

Le 22, on retire de l'orifice du projectile deux lambeaux de vêtement, entre autres un morceau de chemise qui a les dimensions d'une pièce de 50 centimes.

Cette fois encore la cicatrisation se fait rapidement. Le malade se lève et marche, et tout nous porte à croire que la guérison est définitive.

Le 25 avril, après une marche très-longue et très-fatigante, il est pris de violentes douleurs dans la cuisse, qui se tuméfie de nouveau. Frissons répétés, fièvre vive, agitation et subdélire.

Je vois le malade trente heures environ après le début de ces accidents. La cuisse est énorme. Une fluctuation très-large, appréciable surtout en dedans et en dehors, ne laisse plus de doute sur la rapidité, l'étendue et la nature de l'inflammation. Les souffrances sont très-aiguës ; le pouls est à 120, la température à 39,4.

Séance tenante, je pratique deux ponctions, l'une au niveau de l'orifice du projectile, la seconde à la partie externe de la cuisse, un peu au-dessus de la contre-ponction faite antérieurement. Il s'écoule 500 grammes environ d'un pus phlegmoneux et sanguinolent. Soulagement immédiat. Le lendemain, les phénomènes inflammatoires sont en pleine décroissance. Le pouls est à 94,96 ; la température est tombée à 38,5.

Pour obéir à de légitimes appréhensions, et cédant du reste au désir du malade, qui redoute plus que jamais la présence du projectile dans les tissus, je pratique une dernière exploration après chloroformisation préalable. Je trouve les muscles de la cuisse disséqués sur une grande étendue. surtout à la partie interne. Je les suis méthodiquement, évitant autant que possible de les décoller, et après dix minutes de laborieuses recherches, j'acquiers la certitude que le projectile n'est pas dans les tissus. Un drain réunit les deux ouvertures.

Tout rentre dans l'ordre. Des accès fébriles périodiques sont combattus avec succès par le sulfate de quinine. Le drain est laissé un mois en place et je ne le retire qu'après que le malade eut marché suffisamment pour ne plus me faire appréhender le retour des accidents inflammatoires. Pendant les premiers jours d'application du tube élastique, il est sorti des morceaux imperceptibles de drap de pantalon ou de capote. Les injections phéniquées balayaient au dehors ces corps étrangers.

Dans les premiers jours de juin, les plaies étaient fermées et le blessé a pu pendant tout ce mois faire des courses assez longues sans en être fatigué.

Aujourd'ui 7 juillet, j'ai tout lieu de croire la guérison définitive. J'envoie Mazalon aux eaux d'Aix, afin de combattre la raideur musculaire résultant des inflammations successives de la cuisse.

J'insiste sur les difficultés du cas précédent. Tout tendait à faire admettre que le projectile était bien resté dans les tissus ; la persistance et l'acuité de l'inflammation suppurative étaient surtout de nature à induire en erreur. Cependant les explorations attentives et répétées faites par trois mains différentes ne peuvent laisser de doute. Il est bien certain que le projectile aura été chassé, à l'insu même du blessé, par les mouvemeuts musculaires de la cuisse.

OBS. IX. — *Coup de feu dans la région poplitée. — Trajet oblique ascendant de la balle, qui reste logée dans les tissus. — Extraction difficile. — Nécessité d'une contre-ouverture. — La balle est enclavée entre les condyles fémoraux, bien que l'articulation ne soit pas ouverte. — Phénomènes inflammatoires existant déjà au moment de l'extraction.— Vaste phlegmon diffus gangréneux. — Application tardive du drainage. — Septicémie. — Mort.* (Drs Christôt, Jeannin, Burlet.)

Perrier, capitaine dans les légions de Saône-et-Loire, reçoit à la bataille de Pouilly une balle au tiers supérieur du mollet. Le projectile reste logé dans les tissus. Le 24 janvier, le docteur Jéannin, médecin major du bataillon, et M. Magnin, aide-major, veulent bien me faire appeler auprès du blessé pour tenter en commun l'extraction du projectile.—Administration du chloroforme et débridement de l'orifice d'entrée, qui est très-étroit ; j'introduis l'index dans le trajet de la balle, que je trouve oblique en haut et en avant. Après quelques tâtonnements je parviens à sentir le projectile. Il est profondément logé entre les condyles fémoraux, sur lesquels il s'est irrégulièrement moulé. L'articulation n'est pas intéressée. Après avoir agrandi une fois encore l'orifice et tenté d'amener à moi le projectile, je me décide à faire une contre-ouverture en dedans du tendon du biceps. Je m'y décide d'autant plus facilement que le creux poplité est le siége d'un gonflement assez considérable. Grâce à cette ouverture, je peux extraire facilement la balle.

Notre intervention n'arrête pas la marche de l'inflammation, qui prend rapidement, malgré les incisions et les débridements, les caractères d'un phlegmon diffus gangréneux. Toute la jambe et le tiers inférieur de la cuisse sont envahis. Nous labourons profondément les tissus, surtout les masses musculaires, de cinq tubes à drainage, et des injections fortement phéniquées sont faites plusieurs fois par jour dans les trajets. L'état général est combattu par le thé alcoolisé à hautes doses, le sulfate de quinine, la potion phéniquée. Malgré tous nos soins, le blessé succombe bientôt aux phénomènes de septicémie.

La rareté des blessures à l'arme blanche ne m'a pas permis d'étudier les services que pourrait rendre le drainage dans les accidents inflammatoires qu'elles occasionnent ; on peut cependant admettre *à priori* que là encore il peut donner de bons résultats. Voici du reste une observation qui est de nature à le prouver.

Obs. X. — *Coup de couteau dans la région ano-ischiatique.* — *Pénétration de la lame à 8 ou 9 centimètres de profondeur, jusqu'à l'échancrure sciatique.* — *Inflammation profonde; abcès sous-fessier.* — *Phénomènes locaux et généraux de rétention du pus.* — *Drainage.* — *Cessation des accidents.* — *Guérison.* (Dʳˢ Christôt et Mège.) Observation recueillie par M. Motte, externe du service.

Le nommé Delmas, faisant partie d'une légion de marche du Rhône, entre à l'hôpital militaire des Colinettes, le 1ᵉʳ décembre, salle 85, n° 14. Il s'est assis, dit-il, sur une lame de couteau, qui a pénétré profondément dans les chairs. Au moment de l'accident, hémorrhagie d'une certaine abondance.

Le 2 décembre, à la visite du matin, nous constatons, sur le côté gauche de l'anus, entre cet orifice et l'ischion, une plaie linéaire de 2 centimètres environ. Le blessé ne peut nous dire si la pointe du couteau s'est brisée et est restée engagée dans la plaie. On pratique l'exploration avec une sonde de femme sans découvrir de corps étranger. La sonde pénètre à 8 ou 9 centimètres. Une petite quantité de pus s'écoule après l'examen.

Injections émollientes et laudanisées dans la plaie. Bains de siége matin et soir. Repos au lit.

Dans la journée du 6, le blessé est pris d'accidents généraux : frissons, fièvre, céphalalgie, envies de vomir, vomissements. A la visite du lendemain, on trouve l'état très-anxieux; le blessé accuse des douleurs vives dans toute la région pelvienne. Il est obligé de rester constammnnt dans le décubitus abdominal. Cependant la région fessière est peu soulevée, mais elle est d'une sensibilité extrême à la palpation.

Craignant un abcès profond ou même des accidents phlegmoneux du côté du tissu cellulaire du petit bassin, on débride de 2 centimètres et on introduit l'index dans la plaie. On chemine sans difficulté jusqu'au niveau du grand ligament sciatique, qui sert de paroi interne à un foyer purulent développé sous les couches musculaires de la région. 250 grammes de pus environ s'écoulent par la plaie après que le doigt a été retiré. La compression exercée sur la région fessière facilite la sortie du liquide.

Le toucher rectal n'apprend rien de particulier.

La crainte d'une hémorrhagie éloigne de l'idée de débrider profondément

les masses musculaires pour donner au pus un libre écoulement. L'état ané-
mique dans lequel se trouve le blessé ne donne que plus de valeur à cette
appréhension. Un drain en anse est poussé jusque dans les parties profondes
du foyer purulent, qui est immédiatemeut lavé avec de grands courants
d'eau phéniquée.

Tous les accidents cessent avec la nouvelle voie ouverte au pus. Le drain
est laissé jusqu'au 3 janvier, époque à laquelle sa présence étant jugée inu-
tile, on le retire. Les injections phéniquées sont aussi suspendues.

Le 7, le malade est pris de nouveau de vomissements et de coliques. Les
injections détersives sont reprises, et le 14 ces phénomènes cessent.

Le recollement des parois de l'abcès se fit lentement. L'état général était
toujours affaibli, et des accidents diarrhéiques vinrent encore retarder la
guérison.

Enfin, le 19 février, le malade partit en convalescence. La plaie s'était
beaucoup rétrécie et la suppuration presque tarie. L'état général était toujours affaibli.

Dans les précédentes observations le drainage a donné les
résultats les plus satisfaisants ; une seule fait exception, et peut-
être n'aurait-elle pas dû entrer en ligne de compte, car, lorsque
les drains furent appliqués, la lésion locale était déjà très-avancée
et l'état général trop gravement compromis pour oser espérer
quelque chose des moyens même les plus énergiques. La jambe
et le tiers inférieur de la cuisse étaient envahis par un phlegmon
gangreneux, tous les tissus, les muscles de la jambe en particulier, se trouvaient le siége d'emphysème septique, et la septicémie aiguë, qui fut le résultat de ces redoutables accidents locaux,
laissait peu d'espoir à une intervention, quelque radicale qu'elle
fût.

§ II.

CAS DANS LESQUELS LE SQUELETTE A ÉTÉ INTÉRESSÉ.

J'aborde maintenant l'étude des cas dans lesquels la lésion a été plus profonde, le squelette étant plus ou moins gravement intéressé.

A. Avant de les exposer, je dois une place particulière à trois autres faits dans lesquels le drainage a préservé des articulations menacées par des inflammations diffuses :

OBS. XI. — *Coup de feu dans l'avant-bras ; fracture comminutive du cubitus.* — *Hernie musculaire considérable.* — *Périarthrite diffuse du coude traitée avec succès par le drainage.* — *Guérison.* (Drs Christôt et Burlet.)

Lamure (André), 3e légion de Saône-et-Loire, reçoit à la bataille de Pouilly un coup de feu dans l'avant-bras du côté droit. Il est transporté à l'ambulance de la caserne des Capucins et traité par le docteur Tarnier, professeur de physiologie à l'Ecole de Dijon, à la grande obligeance de qui je me plais ici à rendre hommage.

Le 2 février, ce blessé fut évacué sur nos ambulances.

Le projectile avait pénétré, par la face dorsale de l'avant-bras, à 8 centimètres environ de l'articulation du coude. Après avoir parcouru un trajet légèrement oblique, il ressortait à la partie interne de la face antérieure, brisant comminutivement le cubitus, sur une étendue de 4 à 5 centimètres environ. L'orifice d'entrée est comme d'habitude de très-petite dimension ;

l'orifice, de sortie présente au contraire une masse énorme, atteignant le volume du poingt, formée par les muscles herniés, déchirés et en pleine suppuration. Au centre de cette masse se retrouve sans difficulté le trajet du projectile (1).

État général satisfaisant.

Le 4 février, après avoir eu quelques frissons, le blessé se plaint de douleurs vives dans l'avant-bras et dans le bras. Réaction générale plus intense que les jours passés; suppuration plus abondante ; gonflement limité à l'avant-bras.

On continue les même pansements, qui consistent en injections et en applications phéniquées.

Le 5, les choses ont empiré. Le gonflement est beaucoup plus considérable que la veille; il est surtout prononcé au niveau de l'articulation huméro-cubitale, mais il s'étend aux deux tiers inférieurs du bras.

L'exploration est douloureuse et ne démontre nulle part encore de foyer purulent circonscrit. L'avant-bras repose par son bord interne ; il est dans une demi-flexion et le malade accuse de la douleur au niveau de l'article quand on modifie cette position pour permettre un examen plus complet.

La pression au niveau de la partie supérieure et postérieure de l'avantbras fait sourdre par l'orifice d'entrée une petite quantité de pus séreux. J'introduis alors par cet orifice un gros stylet, que j'engage facilement en suivant le trajet de la gouttière cubitale, jusqu'au-dessus de l'olécrâne; sur la pointe du stylet, je fais immédiatement une contre-ouverture et je passe séance tenante un drain de 10 centimètres environ. Des injections phéniquées sont faites et répétées deux fois par jour, et les applications phéniquées continuées régulièrement.

Les phénomènes inflammatoires locaux et généraux se calment; le gonflement périarticulaire disparaît, et il ne nous reste bientôt plus à traiter que la lésion primitive.

---

(1) J'ai observé le même accident à Nuits, chez un blessé soigné par M. le docteur Guiton. L'avant-bras avait été également atteint dans ce second cas, et la hernie musculaire existait aussi sur la face antérieure de l'avant-bras. La multiplicité des muscles, les tendons résistants qu'ils possèdent, l'aplatissement des projectiles sur le squelette de la région et la projection des esquilles sont les causes immédiates de cet accident, mais la myosite suppurative qui leur succède me paraît peut-être la cause principale du volume considérable que ces tumeurs traumatiques acquièrent.

Une série d'esquilles volumineuses sont extraites par l'orifice de sortie du projectile, dont les caractères se modifient peu à peu. La hernie musculaire s'affaisse avec plus de rapidité que nous n'aurions osé l'espérer, et sans que nous fussions obligé d'user de moyens bien énergiques ; les cautérisations quotidiennes au nitrate d'argent suffisent à ce résultat.

A la fin de février, l'orifice d'entrée était complètement cicatrisé ; l'orifice de sortie avait à peine le diamètre d'une pièce de 2 francs. L'exploration au stylet ne fait plus sentir d'esquilles nécrosées. Le résultat serait des plus avantageux, si ce n'était la raideur des doigts, dont les mouvements sont compromis pour l'avenir.

Malgré son origine différente, je publie ici l'observation suivante. Elle se relie à celle qui précède par les heureux effets de préservation exercés par le drainage sur une grande articulation.

OBS. XII. — *Corps étranger du genou, très-probablement d'origine syphilitique (chondrophyte syphilitique). — Gêne croissante dans la marche. — Douleurs suraiguës. — Extraction par le procédé de Goyrand (d'Aix). — Phlegmon diffus de la cuisse consécutif à l'opération. — Drainage. — Guérison.* (Observation recueillie par M. Motté, externe du service.)

Ph. D..., 34 ans, soldat au 98e de ligne, d'une constitution robuste et d'un tempérament sanguin, entre à l'hôpital militaire des Colinettes, salle 85, n° 3, pour une syphilide papulo-squameuse. Il se plaint en même temps de douleurs dans le genou droit, sur lequel il fit une chute il y a une vingtaine d'années. Ajoutons toutefois que la contusion a été peu violente. Des sangsues appliquées en petit nombre et quelques jours de repos suffirent au complet rétablissement du malade.

Depuis, aucune douleur attribuable à ce premier traumatisme ; pendant vingt ans le genou droit n'a cessé de fonctionner normalement. Les accidents syphilitiques primitifs remontent au mois de mars de cette année ; c'est à partir du mois d'août que le malade s'aperçut des premiers symptômes de l'affection articulaire. Le genou devint douloureux sans cause appréciable. Une tuméfaction légère apparut ; elle augmentait par des exercices forcés. A cette époque, du reste, tout le système articulaire était envahi, surtout les grandes articulations, et ces douleurs présentaient des exacerbations nocturnes si caractéristiques et des rémittences si marquées pendant le jour, qu'on peut les attribuer sans conteste à la syphilis. Les phénomènes concomitants du côté du système ganglionnaire, du côté du cuir chevelu et des muqueuses buccales et pharyngiennes ne pouvaient laisser de doute à cet égard.

C'est après les marches forcées que le malade fit pour rejoindre son régiment, campé à Saint-Avold, qu'il ressentit pendant les mouvements alternatifs de flexion et d'extension des douleurs si vives qu'il tomba à plusieurs reprises dans un état demi-syncopal. Toutes les fois que la marche se prolongeait, ces malaises reparaissaient. Enfin, le 12 août, après une crise et des douleurs très-vives, le malade s'aperçut lui-même d'un corps roulant sous la peau, à la partie externe de l'articulation.

Etat actuel. — Aujourd'hui le genou droit est légèrement déformé par une tuméfaction diffuse. Il mesure 15 millimètres de plus de circonférence que le genou sain. Le membre placé dans l'extension, on sent le corps étranger logé sur la face externe du condyle externe, sur laquelle il se déplace avec une très-grande mobilité. On le déloge aisément pour lui faire parcourir la circonférence externe de la rotule ; on le fait passer sans difficulté sous le tendon rotulien, dans l'espace intercondylien, d'où l'on peut le diriger à la partie interne de l'articulation. On l'amène ainsi dans le cul-de-sac synovial qui tapisse le condyle tibial interne, sur lequel il paraît très-superficiel et d'une fixation momentanée commode. C'est ce point que nous choisissons d'avance pour l'extraction. Plusieurs tentatives de fixation définitive avec des bandages appropriés demeurèrent sans résultat.

Le corps paraît lisse. Il a la forme d'une fève et semble très-aplati. La pression de la synoviale, alors qu'on cherche à le fixer, est fort douloureux; elle va même jusqu'à arracher des cris au malade. Dans des examens réitérés, très-souvent nous ne l'avons pas trouvé sur les côtés de la rotule, il était alors caché dans l'espace intercondylien, et la pression sur le tendon du triceps le faisait sortir en dehors de préférence. Pas de crépitation synoviale, un peu d'épaississement du cul-de-sac rotulien. Pas de soulèvement de la rotule.

L'état général est bon, un peu anémié cependant par la syphilis et par un traitement spécifique prolongé, nécessité par la ténacité des accidents cutanés. Le traitement tonique avait pourtant été mené de front avec le traitement spécifique.

Ainsi donc :

1° Mobilité complète et bien certaine du corps étranger tout à fait libre et mobile dans l'articulation.

2° Persistance et récidive d'accidents fonctionnels provoqués par sa présence et menace continuelle pour l'article.

3° Impossibilité d'obtenir une fixation définitive. Le moindre mouvement suffit pour déplacer le corps étranger, alors même qu'il est maintenu par un bandage.

4° Enfin le malade ne demandait pas mieux que d'être débarrassé à la fois et de son affection syphilitique et de l'hôte inopportun qui le prive presque complètement de l'usage de la jambe droite.

En face de ces indications, qui ne sont autres, du reste, que les indications générales si judicieusement posées par M. Larrey *(Bulletin de la Société de chirurgie*, 1861) je n'hésite pas à pratiquer l'extraction sous-cutanée du corps étranger.

Le 4 octobre, je procède à l'opération avec l'aide de MM. Gigard et Jullien, internes des hôpitaux. Avant de commencer l'anesthésie, je cherche le corps étranger, qui est caché dans l'espace intercondylien, sous le tendon rotulien ; c'est là son siége habituel. Je le fais passer en dedans et je l'amène dans le cul-de-sac synovial qui double la partie antéro-interne du condyle tibial interne, au-devant du ligament latéral. Il est fixé solidement dans cette position, de manière à ne pouvoir fuir pendant les mouvements de la période d'excitation de l'anesthésie.

Ponction à 0,08 du corps étranger ; introduction d'un ténotome, qui est facilement mené jusqu'à son contact en passant sous la peau. Je fixe alors solidement l'arthrophyte entre le pouce et l'index de la main gauche, de façon à présenter son petit diamètre parallèlement au petit diamètre du ténotome. A l'aide de ce dernier, je fais une boutonnière de 0,025 environ à la synoviale, et un mouvement de propulsion imprimé au corps étranger le chasse heureusement dans le tissu cellulaire périarticulaire. J'avais laissé à dessein le ténotome engagé dans l'incision, de façon à servir de guide. Le corps étranger est dirigé ainsi facilement vers la ponction cutanée, que j'agrandis pour l'extraction définitive, rendue un peu longue par des surfaces très-lisses qui se dérobent sous les doigts et les instruments. Léger écoulement sanguin. Un point de suture entortillée ferme la plaie cutanée, et l'occlusion est complétée par du collodion et un simple bandage roulé.

Le malade est replacé dans son lit avec toutes les précautions nécessaires ;

le membre est immobilisé dans l'extension, les mouvements me faisant redouter un épanchement sanguin intra-articulaire.

Suites de l'opération. — 5 octobre. Douleurs vives au niveau du trajet sous-cutané et de la boutonnière synoviale : ces douleurs sont plus aiguës à partir de deux heures ; elles se calment un peu le matin. Peu de gonflement de l'article, qui est indolore en dehors de la zone de l'opération. Un peu de crépitation sanguine sur le trajet sous-cutané.

Le membre est immobilisé dans une gouttière de Baudens.

Matin. Temp. ax. 37,4 ; respir., 24 ; pouls, 68. Soir, 37,2.

Limonade tartrique. Potion calmante. Compresse imbibée d'eau blanche laudanisée sur l'articulation.

Le 7, au matin, respiration difficile, toux, point du côté gauche, où l'on constate à la base un point pneumonique très-limité.

Douleurs toujours vives au niveau de la piqûre et du trajet sous-cutané plutôt qu'au niveau de la boutonnière synoviale. La partie externe et antérieure de l'article n'est pas douloureuse. Gonflement phlegmoneux suivant le trajet sous-cutané, gonflement qui remonte jusqu'au tiers supérieur de la cuisse.

Langue blanchâtre, inappétence, constipation.

Vésicatoire, cataplasme, tisane chaude, potion avec laurier-cerise, lavement purgatif.

Le 7, au soir, j'enlève le pansement par occlusion de l'opération. Le gonflement a augmenté considérablement. Rougeur diffuse s'étendant sur la partie antérieure du membre. Fluctuation manifeste. Il s'écoule par la plaie de l'opération, après qu'on eût enlevé l'épingle qui la fermait, 200 à 250 grammes de pus phlegmoneux. La peau de la face interne de la cuisse est décollé dans une étendue considérable. L'articulation ne paraît point attteinte. Pas de tuméfaction articulaire ; douleurs très-limitées au niveau de la boutonnière ; pas de douleur à la partie externe

Un premier drain, mesurant 17 centimètres, est passé par la plaie de l'opération et par une contre-ouverture faite dans l'axe du membre, suivant la face interne. Un second drain est introduit par la première ouverture et est dirigé en arrière du condyle tibial, au-dessous et en arrière de la boutonnière synoviale, où une autre contre-ouverture donne issue au pus accumulé à ce niveau.

Le membre est soigneusement immobilisé et trois fois par jour des injections d'eau phéniquée (1/500e) sont faites avec beaucoup de soin par les orifices du drain.

Sous l'influence de ces moyens, l'inflammation se limita ; la suppuration devint de jour en jour moins abondante ; l'écoulement du pus fut très-facile. Le lendemain même du passage des drains, l'état général s'était considérablement amendé. La fièvre, la température et le pouls baissaient sensiblement. Un bandage compressif approprié aida au recollement du tégument, et le 19 j'enlevai les drains. La partie supérieure du foyer purulent était recollé complètement, si ce n'est sur le trajet même du tube ; à sa partie inférieure existait encore un décollement de peu d'étendue, donnant lieu à une suppuration presque insignifiante.

Le 22, après une marche imprudente du malade, nombreux symptômes inflammatoires locaux et généraux. Fluctuation sur le trajet du premier abcès. Un drain est passé obliquement de l'incision de l'opération qu'on est obligé d'agrandir à cet effet à une contre-ouverture pratiquée un peu en avant du tendon du demi-tendineux. Des injections phéniquées sont soigneusement faites trois fois par jour par le drain La suppuration se limite rapidement et le 30 octobre il est possible d'enlever le drain. Un bandage compressif méthodiquement appliqué sur le trajet de celui-ci facilita le recollement. Les contre-ouvertures se fermèrent rapidement ; une seule est encore fistuleuse, mais elle ne donne issue qu'à une quantité insignifiante de sérosité purulente.

Aujourd'hui 14 novembre, la guérison est complète, sauf le pertuis fistuleux insignifiant qu'a laissé la contre-ouverture supérieure du premier drain. Le malade se lève et marche ; il y a encore de la raideur dans les mouvements, mais cette raideur disparaît de jour en jour. Elle doit plutôt être mise sur le compte des muscles intéressés par le phlegmon que sur le compte de l'articulation qui a sensiblement repris ses dimensions normales. La mensuration donna à peine 5 millimètres de différence entre les deux genoux. La pression est encore un peu douloureuse au niveau de la boutonnière synoviale, point sur lequel ne persiste aucune tuméfaction.

Obs. XIII. — *Trois coups de feu dans le membre supérieur.* — *Séton musculaire de la paroi interne de l'aisselle.* — *Séton musculaire de la partie interne du bras.* — *Cubitus érodé au-dessous de l'olécrâne par le troisième projectile, qui reste implanté dans les muscles de la face antérieure de l'avant-bras.* — *Section du cubital.* — *Inflammation diffuse de l'aisselle.* — *Drainage.* — *Périarthrite du coude et abcès multiples.* — *Extraction du projectile.* — *Drainage.* — *Préservation de l'articulation.* — *Guérison.* (Drs Christôt et Charreton.)

Cauteret (Joanny), 32 ans, de la 1re légion du Rhône, reçoit à la bataille de Nuits trois blessures dans le membre supérieur droit. Un premier coup de feu l'atteint à l'aisselle. Orifice d'entrée en arrière, en dehors du bord externe du scapulum, au niveau du muscle grand rond ; orifice de sortie en avant, près du bord externe du grand pectoral, à trois travers de doigt environ de la clavicule. — Un second coup de feu traverse le biceps à la partie moyenne du bras, en avant des gouttières bicipitales. — Enfin, on trouve l'orifice d'entrée du troisième projectile au dessous de l'olécrâne ; il a échancré le cubitus assez régulièrement.

Ce malheureux blessé reste plusieurs heures étendu sur le champ de bataille, d'où il est brutalement chassé à coup de crosse de fusil par les Prussiens, qui le dépouillent préalablement de tout ce qu'il possède.

Je vois Cauteret le 23 décembre, avec M. Couturier, aide-major de la 1re légion. Je fais immédiatement placer le membre dans une gouttière matelassée. Le blessé accuse de vives douleurs dans le membre ; la sensibilité tactile et musculaire ne peut que difficilement être interrogée. Parésie du tiers inférieur environ de l'avant-bras et de la main. La section du nerf cubital ne nous paraît pas douteuse.

Les plaies sont pansées suivant notre méthode habituelle, avec des linges imbibés d'eau phéniquée, recouverts de taffetas ciré.

Le lendemain, 24 décembre, le blessé nous dit souffrir beaucoup plus que la veille, les douleurs se sont localisées à l'avant-bras, dont la tuméfaction est plus grande. Quand on exprime les bords de la plaie cubitale, il s'écoule en abondance du pus sanguinolent. La palpation de ce segment du membre ne fait sentir aucun projectile. L'exploration du trajet avec un fort stylet ou une sonde de femme ne donne pas de meilleur résultat. Instruit déjà de l'insuffisance de ces moyens et sachant par le blessé que non-seulement aucun projectile n'avait été extrait, mais encore qu'aucune tentative d'extraction n'avait été faite, je débride l'orifice du projectile et j'introduis l'index suivant un trajet oblique d'arrière en avant et de dedans en dehors. Après quelques tâtonnements et à 7 ou 8 centimètres de l'orifice d'entrée, je sens le projectile logé dans la masse du fléchisseur profond. Je l'extrais avec des pinces à pansement; il est très-déformé. Un drain est passé dans le trajet.

Les phénomènes inflammatoires diminuent sensiblement.

Le 1er janvier, un de nos aides est appelé pour une hémorrhagie qui se fait par l'orifice de pénétration de la plaie axillaire. Un tamponnement au perchlorure suspend l'écoulement sanguin, qui n'a pas du reste une grande intensité. Depuis deux jours, cette plaie est plus douloureuse; la tuméfaction s'est accusée davantage; la suppuration est plus abondante. L'hémorrhagie ne se reproduit pas.

Le 3 janvier, je trouve le malade très-agité. La nuit a été mauvaise; depuis trois jours, frissons périodiques. Etat fébrile intense. La paroi interne de l'aisselle est fortement soulevée et fluctuante. A la pression, il s'écoule par les plaies un pus séreux fétide chargé de caillots noirâtres.

Un gros stylet introduit par l'orifice antérieur arrive sans difficulté jusqu'à la partie moyenne de la paroi axillaire, au niveau de la 4e et 5e côte. Une contre-ouverture est faite avec précaution; elle donne passage à des caillots noirâtres, en voie de décomposition. Deux anses de drains sont passées, l'une de la contre-ouverture à la plaie postérieure, l'autre de cette même contre-ouverture à la plaie antérieure. De grands lavages à l'eau phéniquée froide sont faits immédiatement.

Les accidents généraux et locaux cèdent après cette intervention. Les drains ne sont laissés que quatre jours en place. Je les enlève aussitôt que je vois les phénomènes d'inflammation disparus. J'appréhendais leur séjour prolongé dans une région aussi vasculaire, où déjà nous avions eu à lutter contre l'hémorrhagie. Depuis l'expérience m'a appris que cette crainte était exagérée.

Le 6 janvier, je passe un quatrième drain à la partie interne et antérieure du coude, et le 8 un cinquième à la partie externe pour parer aux accidents d'inflammation périarticulaire qui se sont développés depuis l'extraction du projectile. Je n'attends pas pour agir de cette façon que la tuméfaction soit plus étendue et la suppuration plus abondante. L'articulation est trop directement menacée pour ne pas intervenir immédiatement. Je n'ose même pas espérer que cette manière de faire soit d'une efficace préservation.

Cependant, le 10, l'état local s'est amendé. Les téguments soulevés par l'inflammation se sont affaissés et ont repris leur souplesse. Un pus abondant s'écoule par les drains ; les pansements et les injections phéniquées sont régulièrement renouvelés deux fois par jour. Le malade peut exécuter sans douleur de petits mouvements de flexion et d'extension de l'avant-bras qui prouvent que l'article n'est pas envahi.

Nous suivons ce blessé jusqu'au 20 janvier. Nous n'avons pas à combattre de nouvelle inflammation et nous nous assurons à différentes reprises que l'article est intact. Le jour de notre départ, le blessé exécute des mouvements de flexion et d'extension plus étendus que ceux des jours passés. Ces mouvements ne sont pas douloureux ; il ne peut donc rester de doute sur l'état de l'article.

Le 13 février, cet état satisfaisant se maintenait encore.

Ces trois observations ont un lien commun: Elles nous montrent le parti qu'on peut tirer du drainage comme méthode de préservation dans les cas d'inflammations diffuses périarticulaires, d'origine traumatique, dont la marche envahissante compromet avec tant de rapidité les éléments articulaires et la synoviale en particulier. Dans la seconde de ces observations (corps étranger du genou), la suppuration diffuse était d'autant plus redoutable qu'elle avait été plus précipitée et que nous n'étions pas encore en droit de nous attendre à une cicatrice de la boutonnière synoviale suffisamment solide pour empêcher la progression du pus du côté du genou. Là l'efficacité du drainage s'est montrée dans toute son évidence, et je dois avouer qu'il nous a donné un succès que je n'osais espérer, malgré la confiance que j'accorde en général à ce moyen.

B. — Dans les observations qui suivent, le traumatisme osseux ou articulaire se présente avec des degrés différents d'intensité.

OBS. XIV. — *Coup de feu dans le genou gauche.* — *Boutonnière synoviale.*
— *Surfaces articulaires non intéressées.* — *Expectation.* — *Pas d'acci-*
dents immédiats. — *Arthrite suppurative.* — *Drainage sans résultat.* —
Périarthrite diffuse consécutive. — *Fusées purulentes.* — *Amputation de*
la cuisse. — *Etat putrilagineux du moignon.* — *Septicémie aiguë.* —
Hémorrhagies secondaires. — *Mort.* (Drs Christôt et Bernheim.)

Thrun, soldat au 61° de Poméranie, reçoit à la bataille de Pouilly un
coup de feu dans le genou gauche. Il est apporté à l'ambulance de la salle
Philharmonique le 25 janvier.

L'orifice d'entrée du projectile est situé en dehors du tendon du triceps,
entre ce dernier et le bord saillant du condyle externe. L'exploration, faite
à deux reprises par mon ami le docteur Bernheim et par moi, ne permet pas
de constater la présence d'un projectile. Ces explorations ont été précédées
par un examen antérieur pratiqué par un médecin prussien et resté comme
les nôtres sans résultat.

Toutefois, il est facile de nous convaincre que le cul-de-sac synovial
rotulien a été atteint par le projectile ; il présente au niveau de l'orifice
d'entrée une boutonnière qui permet l'introduction de la pulpe de l'index.

Malgré cette ouverture de l'articulation, l'état local n'est pas mauvais.
La tuméfaction est modérée, les accidents généraux peu accusés, et en
raison de l'intégrité du squelette articulaire, nous tentons l'expectation.

Le membre est placé dans une gouttière. (Des injections phéniquées
avaient été pratiquées dans le trajet de la balle.) Nous suspendons cette
manière de faire et nous faisons appliquer des compresses phéniquées
froides sur l'articulation. Ces compresses sont fréquemment renouvelées.
Nous aurions volontiers, dans ce cas particulier, tenté l'irrigation continue,
si nous en avions eu les moyens.

Les choses se passent simplement jusqu'au 28 janvier. Ce jour-là, le malade est pris de frissons, de malaises généraux et de douleurs très-vives
dans l'articulation, qui se tuméfie. La pression exercée sur la rotule exprime
de l'article une notable quantité de pus liquide. La suppuration est devenue
très-abondante ; elle baigne la gouttière le matin et le soir à l'heure des
pansements.

Le 29, je chloroformise le blessé dans le double espoir de tenter une dernière et fructueuse exploration pour l'extraction du projectile et de parer aux accidents articulaires par un drainage méthodique. Après anesthésie complète, j'acquiers la certitude que le projectile n'est point logé dans l'articulation. Je passe alors un premier drain, de l'orifice de pénétration à la face interne de l'articulation, autant que possible à l'extrémité du diamètre bilatéral. Un second drain pénètre de l'orifice du projectile à une seconde contre-ouverture faite un peu en dedans du ligament rotulien. Chaque ouverture donne issue à une quantité assez considérable de pus.

Deux fois par jour des lavages phéniqués sont pratiqués par les tubes à drainage.

Cette opération n'a point le résultat que nous espérions.

Le 31 janvier, les frissons reparaissent. La fièvre devient très-vive, Vomissements et diarrhée. Insomnie et agitation continuelle.

Tuméfaction plus considérable du genou. Du pus en abondance et mélangé de gaz s'écoule par les drains. Œdème de la jambe et de la cuisse.

Le 3 février, nous tentons un suprême effort et nous pratiquons l'amputations de la cuisse au tiers supérieur, assisté des docteurs Bernheim, Charreton, du docteur Hyrtmann, de l'ambulance prussienne. L'opération est faite par la méthode circulaire. Dix-huit ligatures sont nécessaires pour compléter l'hémostase. Quelques points de suture lâches soutiennent la manchette.

L'autopsie du membre, faite immédiatement après l'opération, montre des désordres très-étendus : articulation baignée de pus, cartilages amincis, érodés sur leurs bords, çà et là nécrosés et faciles à détacher de la table ossseuse sous-jacente. Cartilages semi-lunaires ardoisés, complètement sphacélés et presque libres. Pas de projectile.

Suppuration périarticulaire étendue. Vaste nappe de pus entre le soléaire et les muscles de la couche profonde. Autre foyer considérable isolant le fémur dans la moitié inférieure. L'os cependant n'est point dénudé.

Suites immédiates très-graves.

Le 5 février, hémorrhagie abondante. État putrilagineux du moignon. L'hémorrhagie se fait par jets et nécessite trois ligatures. Arrêt temporaire. Le lendemain, l'écoulement sanguin reparaît avec les même caractères. De nouvelles ligatures sont pratiquées et n'arrêtent qu'incomplètement l'hémorrhagie. Le tamponnement au perchlorure de fer est appliqué comme moyen complémentaire.

Le blessé succombe dans la soirée.

Ce cas nous paraissait type pour essayer le drainage. Nous ne pouvions d'emblée nous résigner au sacrifice du membre. La synoviale n'était intéressée que sur un point limité, et les premiers jours se passèrent de façon à nous laisser espérer une solution bien différente. Nous avons pu surveiller la marche du mal et agir dès l'apparition des accidents de suppuration diffuse, lesquels, il est vrai, ont eu ici une acuité inaccoutumée. J'employai cependant le drainage avec confiance, et je l'employai d'autant plus facilement que les résultats obtenus par l'amputation de la cuisse étaient loin d'être satisfaisants. Le succès ne répondit point à nos espérances.

Le drainage n'a pu être appliqué que tardivement dans les deux cas qui suivent. Les conditions dans lesquelles il était appelé à agir étaient des plus défavorables.

Obs. XV. — *Coup de feu dans le genou.* — *Fracture en étoile de la rotule.* — *Arthrite et périarthrite diffuse.* — *Vaste abcès profond de la cuisse.* — *État général très-grave au moment de l'intervention.* — *Drainage.* — *Septicémie.* — *Mort.* (Drs Christôt, Burlet.)

Collonge (Claude), 1re légion, 3e bataillon, 3e compagnie, est blessé à la bataille de Nuits. Il est atteint d'un coup de feu dans le genou droit.

Le 9 janvier seulement, c'est-à-dire onze jours après la bataille, il est apporté à l'hôpital, où mon ami le docteur Burlet le voit pour la première fois. Sur son invitation nous l'examinons ensemble : le membre est le siége d'une tuméfaction considérable, œdémateuse à la jambe, phlegmoneuse à la cuisse. On trouve à la face antérieure de l'article, tout à fait au centre de la rotule, un orifice petit, étroit, irrégulier, d'où s'échappe du pus sanguinolent, qui devient abondant si l'on comprime la rotule ou les parties latérales du genou. L'auriculaire, introduit par la blessure, permet de reconnaître une fracture très-esquilleuse de la rotule. Les fragments sont assez régulièrement disposés sous forme de rayons. Quelques-uns sont nécrosés et mobiles ; je les extrais. Les condyles du tibia et du fémur ne sont pas intéressés par le projectile, qui a été retiré.

A la face externe de la cuisse, au tiers inférieur en avant du tendon du biceps, au niveau d'un point très-fluctuant, je pratique une incision de 5 à 6 centimètres, qui donne issue à plus de 600 grammes de pus phlegmoneux. Le doigt, introduit dans le foyer, arrive sur le fémur, qui est isolé. Une couche de bourgeons charnus en recouvre la surface. Pas de portion nécrosée. L'étendue du foyer purulent est grande ; la diaphyse fémorale est isolée jusqu'au tiers supérieur de l'os. L'articulation est largement drainée par deux tubes élastiques, qui vont de la perforation rotulienne aux deux extrémités du diamètre bilatéral de l'articulation. Drainage de l'abcès de la cuisse.

Une ponction est faite à la face externe de la jambe ; elle n'amène pas de pus.

Le membre est placé dans une gouttière.

L'état général est mauvais. La fièvre traumatique a été intense dès les premiers jours, et sous l'influence de la suppuration diffuse de ces jours passés, elle a redoublé d'acuité. Frissons répétés. Faciès altéré. Rien encore de bien apparent à l'examen des organes thoraciques et pulmonaires.

Le malade est mis au thé alcoolisé, à la potion phéniquée, au vin de Bordeaux, etc., etc. Deux fois par jour, régulièrement, de grands lavages phéniqués sont pratiqués dans les foyers de suppuration.

Rien n'enraye la marche des symptômes de septicémie ; les accès se succèdent rapidement et le blessé succombe cinq jours après notre intervention.

OBS. XVI. — *Coup de feu dans le genou droit. — Eclatement des condyles du tibia par le projectile. — Arthrite suraiguë. — Abcès périfémoral, vaste décollement. — Application tardive du drainage. — Septicémie. — Mort.*

Le 10 janvier, je suis appelé auprès d'un mobile de la Gironde, blessé à la bataille du 18 décembre.

Ce qui me frappe surtout, c'est la gravité de l'état général. Subdélire continuel, fièvre vive, langue rôtie et typhoïque, respiration précipitée. Le malade a eu plusieurs frissons les jours précédents.

La balle qui l'a frappé a pénétré au niveau de la partie la plus élevée de la crête du tibia. Elle a éclaté la tête de l'os à la façon d'un coin, et l'on peut pénétrer à l'aide de l'auriculaire par le trajet oblique ascendant jusque dans l'articulation, qui est pleine de pus, qui sort par la blessure lorsque l'on comprime la rotule. Mon exploration ne me démontre pas l'existence d'un projectile.

La cuisse est énorme. Ses téguments sont rouges violacés, uniformément distendus. Partout de la fluctuation.

Large incision à la partie externe du membre. Il s'écoule au moins un litre de pus épais et fétide. Lavage fortement phéniqué. Application de trois tubes à drainage, deux dans l'abcès, un dans l'article.

Nous donnons le traitement général habituel ; l'alcool surtout est porté à une très-forte dose.

Les phénomènes généraux ne subissent aucun arrêt, et le blessé meurt trois jours après.

Il serait injuste assurément de mettre au passif du drainage les deux faits précédents. Le drainage a été dans ces cas victime du vieil adage : *Melius anceps quam nullum.* Je l'ai appliqué pour remplir des indications rationnelles, sans compter toutefois beaucoup sur son efficacité. Aucune autre ressource ne nous restait ; l'amputation de la cuisse ne pouvait être tentée avec des accidents septico-pyhémiques aussi avancés, surtout dans le second cas.

Une remarque intercurrente : les arthrites suppuratives du genou qui se développent à la suite de coup de feu ont une extrême intensité. Autant qu'il nous a été possible, nous nous sommes efforcés d'agir toujours avant le développement des phé-nomènes inflammatoires, soit dans quelques cas par la résection, soit surtout par l'amputation. — Par des circonstances indépen-dantes de nous, il ne nous a pas toujours été possible de le faire. Cinq fois à Nuits nous avons observé à des époques relativement éloignées de la blessure, 8, 10 jours, des coups de feu du genou avec arthrite violente. Chez tous les blessés, le cul-de-sac sus-rotulien avait été crevé par la suppuration, qui s'était rapidement étendue dans la cuisse en suivant la diaphyse fémorale. Tous ces

abcès avaient des proportions considérables. Au sein du pus bai-
gnait le fémur, nécrosé partiellement ou recouvert plus ou moins
d'une couche de bourgeons charnus. Dans un cas toute la diaphyse fémorale, jusqu'au grand trochanter était ainsi décollée.
Chez le blessé qui présentait cette grave complication, nous
n'avons pas extrait moins de deux litres de pus.

Le tibia, moins souvent que le fémur, et cela s'explique bien
par les dispositions anatomiques, servait de conducteur à ces
vastes fusées purulentes. Sur les cinq cas que je rappelais,
deux seulement présentaient, indépendamment du foyer crural, un
foyer péritibial étendu.

Les cas qui suivent diffèrent des précédents et par la nature de
la lésion et par le mode d'application du drainage.

Obs. XVII. — *Coup de feu dans le bras. — Trajet étendu du projectile, qui
n'est extrait que tardivement. — Fissure longitudinale de l'humérus. —
Suppuration diffuse. — Nécrose aiguë, — Drainage par adossement. —
Septicémie aiguë. — Mort.* (Dr Christôt, Bernheim.)

Prost (Pierre), 3ᵉ légion de Saône-et-Loire, 1ᵉʳ bataillon, 5ᵉ compagnie,
est confié à nos soins le 2 février par le docteur Jeannin, chirurgien major
de la 3ᵉ légion de Saône-et-Loire, qui est obligée d'évacuer Dijon aux termes
de l'armistice.

Prost a reçu un coup de feu dans le bras droit, à la bataille de Pouilly.
Le projectile a pénétré à la partie externe du tiers moyen du bras. Seul
l'orifice d'entrée existe, et le docteur Jeannin me prévient que le projectile
n'a pas été extrait.

Tuméfaction diffuse du membre remontant jusqu'à l'épaule inclusivement.
Empâtement phlegmoneux au niveau de la gouttière bicipitale interne.
Suppuration abondante et de bonne nature qui s'écoule par l'orifice du
projectile, surtout quand on presse les tissus au niveau de la face interne
du membre. Fièvre modérée, plus vive cependant depuis deux ou trois
jours, date à laquelle le gonflement local s'est déclaré.

Le 3 février, le gonflement a légèrement augmenté et la fluctuation est
beaucoup plus manifeste sur la face interne du bras.

Anesthésie par le chloroforme. L'indicateur, introduit par la plaie, arrive facilement sur l'humérus, qui est nécrosé dans un espace de 5 à 6 centimètres. Sur toute cette étendue, on sent une fissure presque longitudinale , dans laquelle l'extrémité de l'ongle peut à peine s'engager. Du reste, pas de mobilité anormale, l'os est solide dans toute sa continuité.

Incision dans la gouttière bicipitale interne, au-dessous du bord du grand pectoral. Écoulement de deux cuillerées de pus sanguinolent.

Le doigt, introduit par cette contre-ouverture, chemine dans un trajet ascendant, suivant le corps de l'humérus, trajet obstrué partiellement par des caillots et du pus. On arrive ainsi jusqu'au niveau de l'article scapulo-huméral sans trouver le projectile. En poursuivant les recherches, je tombe dans une cavité pouvant loger un œuf de pigeon, cavité remplie de pus et au fond de laquelle je finis par sentir le projectile, que j'extrais non sans peine à cause de la longueur du trajet et de sa direction courbe. La balle est peu déformée, un peu aplatie seulement à sa base.

La cavité qui contient le projectile est située profondément dans la fosse sous-scapulaire. Une nouvelle contre-ouverture est faite pour donner issue au pus qu'elle renferme, et un petit drain en anse y est placé. Un drain ordinaire réunit les deux orifices du bras, en passant au ras de l'os.

Deux mots seulement sur le trajet suivi par le projectile. La balle a pénétré jusqu'à l'os, qu'elle a suivi comme conducteur, ainsi que les parties axillaires de l'articulation, qui du reste n'a pas été touchée. De là, elle s'est réfléchie sur le bord externe du scapulum, pour se loger en fin de compte dans le tissu cellulaire sous-scapulaire.

Les premiers jours furent très-bons, et nous comptions sur un succès.

Cependant un abcès survint au mollet gauche, sans qu'aucun traumatisme pût expliquer cette suppuration éloignée. Ouverture de l'abcès. Pus phlegmoneux. Cicatrisation normale.

Les pansements sont régulièrement renouvelés deux-fois par jour. Des injections phéniquées sont faites dans les cavités et dans les trajets purulents.

Le 12 février apparaît un premier et violent frisson, d'autant plus redoutable qu'il est insidieux et que rien ne l'avait précédé.

Le malade se levait; les forces revenaient peu à peu avec l'appétit ; la tuméfaction diffuse du membre avait disparu avec le drainage.

Second frisson pendant la soirée du même jour. Abattement très-grand. Pouls à 118. Rien encore de bien caractéristique dans l'état local.

Le 13 et le 14 les frissons se répètent avec la même intensité, malgré l'administration du sulfate de quinine et de la potion phéniquée.

Le 15 février, je revois le malade, que j'avais été obligé de cesser de visiter pendant quelques jours. Je le trouve dans un état très-alarmant.

Tout le membre jusqu'au creux sus-claviculaire est le siége d'une tuméfaction considérable. Les plaies sont grisâtres, sanieuses ; la suppuration qui s'en écoule est peu abondante, liquide et chargée de gaz.

La peau est chaude et moite ; le pouls à 122, 124 ; la physionomie est profondément abattue ; le teint du blessé, habituellement coloré, est d'une extrême pâleur.

Dans la matinée, nouveau frisson.

La respiration est embarrassée. Matité peu étendue à la base des deux poumons. Râles muqueux disséminés.

Le soir, l'oppression augmente brusquement, et le blessé succombe dans un accès de suffocation, après avoir présenté l'angoisse cardio-pulmonaire qui se retrouve dans les embolies de l'artère pulmonaire.

Autopsie impossible.

OBS. XVIII. — *Coup de feu au tiers supérieur de la cuisse. — Petit trochanter enlevé par le projectile. — Pas de fracture de la diaphyse du fémur, qui est seulement échancrée par la balle. — Suites d'abord simples. — Ostéo-périostite et nécrose aiguë. — Drainage par adossement. — Accidents septicémiques promptement mortels.*

Dethieu (Jean-Philibert), 29 ans, 2e légion, 2e bataillon, est recueilli, après la bataille de Nuits, à l'ambulance Virely. Le malheureux a séjourné, par un temps affreux, pendant vingt heures, sur le champ de bataille. Je suis appelé auprès de lui le 27 déembre, sept jours après sa blessure.

Le coup de feu a pénétré à 6 ou 7 centimètres environ au-dessous de l'aine, en dehors et presque tangentiellement à la gaîne des vaisseaux, pour ressortir au-dessous et en dedans de l'ischion. A cette première visite, je trouve le blessé dans un état satisfaisant. Peu de fièvre, pas ou peu de gonflement du segment du membre atteint. A la pression, il s'écoule un peu de pus par les orifices d'entrée et de sortie.

L'examen le plus superficiel nous permet de reconnaître que l'os n'est pas fracturé.

Croyant à un simple séton musculaire, je ne pratique aucune manœuvre de cathétérisme et d'exploration.

Je prescris seulement des injections détersives avec une solution faible d'acide phénique.

Une chose pourtant fixe mon attention. Malgré le bon état général et l'état local qui ne paraît pas moins satisfaisant, ce blessé accuse une vive douleur, principalement vers la hanche, toutes les fois qu'on fait exécuter au membre des mouvements. Je crois tout d'abord à une arthrite coxo-fé-morale. Le mouvement d'abduction est surtout douloureux. Toutefois, la percussion sur le grand trochanter, la percussion sur les condyles fémoraux ne réveille dans la hanche aucune exacerbation douloureuse. La direction du pied ne présente rien d'anormal.

Ces douleurs, ressenties souvent très-vivement la nuit à la suite des mouvements qui se produisent pendant le sommeil, m'engagent à immobiliser le membre (1).

Le 27, état moins satisfaisant. Fièvre dans la matinée, sans frissons, toutefois. Le malade a perdu l'appétit. Douleurs plus vives.

La cuisse est sensiblement plus tuméfiée que la veille. Le pus qui s'écoule par l'orifice postérieur est plus abondant, séreux et sanguinolent. Je trouve sur les bords de cet orifice de très-petits fragments d'os nécrosé.

L'auriculaire, introduit avec précaution par l'orifice d'entrée, arrive jusque sur le petit trochanter, dont une portion est restée adhérente au tendon du psoas, mais la plus grande partie de l'apophyse osseuse a été broyée par le projectile et émiettée dans les parties molles. J'extrais par l'orifice postérieur beaucoup de ces esquilles miliaires, j'en balaie un plus grand nombre à l'aide d'un courant d'eau auquel je fais suivre le trajet du projectile. L'exploration nous apprend que le corps de la diaphyse est superfi-

_____

(1) Je me suis servi pour cela d'une gouttière fort simple composée d'un treillage en bois, qui n'est autre que celui qu'on emploie pour recouvrir les serres afin de les préserver d'un soleil ardent. Ce treillage, taillé sur différents modèles pour la jambe ou pour tout le membre inférieur forme une valve que nous serrons avec des courroies. Trois coussins ordinaires et une alèze complètent l'appareil. La gouttière peut être échancrée facilement à sa partie supéro-interne quand on désire immobiliser tout le membre pelvien. Elle est aussi échancrée à la partie inférieure pour permettre au pied de se loger facilement. Ces appareils, très-simples et fort peu coûteux, nous ont rendu les plus grands services dans le transport des blessés.

4

ciellement échancré ; on ne sent pas de fracture, pas de fêlure, mais tout autour du point frappé le périoste est décollé et le fémur nécrosé dans une hauteur de 5 à 6 centimètres. Le pus qui provient du fémur s'écoule mal ; il ne sort par l'orifice postérieur qu'après mon examen.

Un drain est passé suivant le trajet du projectile. Il traverse dans toute la cuisse d'avant en arrière. Le contact qu'il a avec l'os dénudé est de 3 à 4 centimètres.

Les symptômes généraux ne s'amendent pas, bien que le pus s'écoule librement. Il est séreux, brunâtre et fétide. La tuméfaction de la cuisse n'est pas plus considérable. L'examen le plus minutieux ne me fait découvrir aucun clapier, aucune fusée purulente.

Le 30 décembre, au matin, accès fébrile violent et prolongé, qui se répète dans la soirée avec la même intensité, malgré la prompte administration du sulfate de quinine. Phénomènes typhoïdes succédant à ces frissons, qui se répètent le 31 décembre et le 1er janvier. Délire continuel. Le malade succombe le 3, après un accès d'une extrême violence.

Pendant cette évolution rapide des phénomènes septicémiques, nous n'avons constaté que peu de modifications du côté de l'état local. Pas de suppuration diffuse, mais toujours le même pus ichoreux et fétide. Le décollement du périoste et la nécrose du fémur avaient fait très-peu de progrès.

Je ne peux laisser passer ces deux derniers cas sans quelques réflexions. La rapidité de la terminaison funeste avec des lésions en apparence superficielles, attira vivement mon attention. Dans un cas l'os avait à peine été érodé, dans l'autre il n'y avait que fissure humérale, et malgré moi je traitais comme exagérées les craintes exprimées par M. J. Roux à propos de ce genre de lésion. — Ces deux faits s'offraient avec l'analogie symptomatologique la plus grande. Dans tous deux la lésion avait pénétré des couches superficielles de l'os aux couches profondes. Le périoste était décollé, la couche sous-périostée, en suppurant, avait été un des agents actifs de ce décollement, la nécrose aiguë de la paroi diaphysaire succédait à ces symptômes, et une médullite interne devait sans doute accompagner ces phénomènes d'inflammation.

Peut-être cette dernière n'avait elle pas même eu le temps de
se développer. Je rapprochais donc complètement ces faits
de ceux qui ont attiré depuis longtemps déjà l'attention de Ger-
dy (1), Chassaignac (2) et Gosselin (3), mais dont la valeur anatomo-pathologique a particulièrement été mise en évidence dans
ces derniers temps. Ces deux cas doivent se placer à côté de ceux
rapportés par MM. Bœkel (4), Martin (5), Roser (6), Holmes (7),
cas dans lesquels des suppurations sous-périostées, d'origine
traumatique ou non, sont devenues le point de départ d'acccidents
septiques promptement mortels. Cette explication me paraissait
d'autant plus admissible que les phénomènes d'absorption ont
dans le tissu osseux une intensité plusconsidérable que dans les
autres organes. Un des premiers nous avons donné les preuves
expérimentales de cette suractivité de fonction (8).

Le manque d'autopsie enlevait toute valeur à ces hypothèses ;
c'était toutefois quelque chose que d'avoir pu saisir l'analogie
clinique. A quelque temps de là j'eus l'occasion de vérifier l'exac-
titude de mes prévisions. L'observation suivante met au jour une
fois de plus le rôle qu'il faut accorder au tissu médullaire dans les
lésions qui atteignent le squelette.

(1) *Périostite et médullite*, IN *Arch. gén. de méd.*, 1853.
(2) *Traité de la suppuration*, (1859).
(3) *Arch. gén. de méd.*, 1858.
(4) *Gaz. de Strasbourg*, 1870.
(5) *Périostite phlegmoneuse diffuse*. Th. Paris, 1869.
(6) *Arch. der Heilkund*, 1865.
(7) *Medic. Times*, 1859.
(8) Christôt. *Recherches anatomiques et physiologiques sur la moelle des os longs*. Paris, 1865.

Obs. XIX. — *Blessure à la jambe par éclat d'obus.* — *Lésion en apparence superficielle.* — *Périostite phlegmoneuse diffuse* (1). — *Vaste abcès sous-périostique du tibia.* — *Drainage par adossement.* — *Septicémie, rapide.* — *Mort.* (Drs Christôt et Bernheim.)

Piquet (Benoît), du 4e régiment d'artillerie, 25e batterie, reçoit sous les murs de Dijon, à la bataille du 22 décembre, une blessure à la partie interne de la jambe gauche. Cette blessure aurait été faite, au dire du blessé, par la mèche d'un obus. Piquet reste jusqu'au 7 février dans une maison de Talant sans secours chirurgicaux, sans pansements réguliers.

Le 7 février, nous l'évacuons sur l'ambulance de la salle Philharmonique. Nous le trouvons couché dans une alcôve très-humide et au milieu de conditions hygiéniques déplorables. A ce moment, cependant, il peut encore, malgré notre défense, se lever et faire quelques pas. Le membre est placé dans une gouttière, le blessé est couché dans un fourgon, et toutes les précautions sont prises pour qu'il ne se refroidisse point pendant la route.

A notre arrivée à l'ambulance, je constate une rougeur et une tuméfaction diffuse de la région tibio-tarsienne et des deux tiers inférieurs de la jambe. Au-dessus de la malléole interne, plaie grisâtre, irrégulière, à bords déchiquetés et soulevés. Elle ne mesure guère que les dimensions d'une pièce de deux francs. Cette plaie mène sur le tibia dénudé à ce niveau. La dénudation de l'os est limitée.

Pas de fracture, pas de fissure.

Foyer fluctuant au-dessous de la malléole interne. Autre foyer fluctuant plus volumineux en dehors sur le trajet du tiers inférieur du péroné. Ces foyers sont incisés et drainés. Ils ne communiquent pas avec l'articulation, qui paraît saine.

Cette première intervention améliore l'état général, que nous avions trouvé assez mauvais. Fièvre continue, peau sèche, pommettes colorées, langue par-

---

(1) Jé cède à l'usage en employant cette expression consacrée, mais je la trouve défectueuse. Il est de toute évidence que l'agent actif dans ce processus inflammatoire n'est pas le tissu périostique lui-même, mais bien la couche médullaire sous-périostée. Aussi devrait-on préférer l'expression de *médullite sous-périostique*, que paraît accepter M. Culot dans sa thèse. Paris, 1871.

cheminée, diarrhée. Tous ces phénomènes cèdent, au bout de cinq ou six jours, à deux purgatifs salins et surtout à une alimentation convenable et à des pansements régulièrement faits, choses dont le malade avait été à peu près privé jusqu'alors.

Une chose fixe cependant mon attention, d'autant plus que je l'avais notée antérieurement (obs. XVIII) dans un cas mortel. Malgré l'amélioration locale et l'écoulement facile du pus, le blessé se plaint de douleurs intenses dans la jambe. Les douleurs ont surtout pendant la nuit une acuité contre laquelle nous ne luttons pas toujours avec succès par de fortes doses d'opium. Pendant le jour, le malade appelle à chaque instant les aides de garde et demande à être sorti de sa gouttière. A peine en est-il sorti qu'on est obligé de l'y replacer, les douleurs devenant plus intolérables. La face antéro-interne de la jambe reste le siége d'une tuméfaction œdémateuse, sans point fluctuant. Cette tuméfaction n'a pas sensiblement augmenté depuis l'entrée à l'ambulance.

Vers le 12 février, ces symptômes nerveux s'amendent cependant et l'état général est satisfaisant. Le gonflement de la jambe s'est un peu étendu sur la région externe. Les tissus sont moins tendus ; nulle part de fluctuation évidente.

Dans la soirée du 14, le blessé est pris d'un accès fébrile prolongé. La nuit est mauvaise.

Le 15, au matin, fièvre vive, pouls précipité. Agitation continuelle. Envies de vomir et vomissements.

L'examen de l'état local, fait avec la même attention que les jours précédents, ne démontre rien du côté de la jambe qui soit de nature à expliquer ce changement dans les symptômes.

Le gonflement est un peu plus considérable que la veille. A la réunion du tiers supérieur du tibia avec le tiers moyen un point plus mou attire notre attention. J'y plonge un bistouri jusqu'à l'os. Deux cuillerées à soupe de pus à peu près s'écoule par l'incision. Le doigt arrive à travers cette dernière sur la face externe du tibia, dénudé sur une grande surface ; un long stylet est engagé dans le foyer, qui descend à deux ou trois centimètres de la plaie sus-malléolaire, mais qui ne communique pas avec elle. Une incision réunit le foyer sous-périostique et la blessure. Un drain rejoint les deux incisions. Lavages répétés à l'eau alcoolisée et à l'eau phéniquée. Une petite quantité de pus s'écoule seulement par l'orifice inférieur.

Les phénomènes typhoïdes s'accusent davantage. Nouveaux accès, subdélire continuel. Agitation et cris ; langue sale, enduite d'une couche noi-râtre ; respiration précipitée ; ballonnement du ventre, sans diarrhée. Mort le 19 février.

AUTOPSIE.—Jambe gauche : vaste abcès au niveau de la face antérieure du tibia. La face de l'os est dénudée depuis le tiers supérieur jusqu'à la malléole interne. Elle est d'une teinte noirâtre, avec un grand nombre de dépressions et de saillies disposées suivant l'axe de l'os. Quelques concrétions puriformes sont enlevées par un simple lavage.

La paroi externe de l'abcès est formée par une couche presque fibroïde (périoste) qui ne mesure pas moins de cinq millimètres. Cette paroi est to-menteuse à sa surface interne et présente çà et là des couches de pus concrété. Elle est confondue avec le tissu cellulaire sous-cutané et la peau, dont une infiltration séro-plastique a triplé ou quintuplé l'épaisseur.

Pas de fracture du tibia. A la coupe, le *tissu médullaire*, offre trois prin-cipaux foyers grisâtres, dont l'un, le plus gros (volume d'une noisette) con-tient à son centre une matière puriforme. D'autres foyers miliaires sont distribués dans la moelle de l'os, si ce n'est vers l'épiphyse supérieure où la moelle est d'un rouge sanguin sombre et paraît être le siége de nombreux infarctus presque microscopiques. Aréole hyperémique autour de chaque point purulent.

L'articulation tibio-tarsienne ne renferme pas de pus véritable, mais une synovie épaisse, louche et plus abondante qu'à l'état normal. La mortaise tibiale est recouverte par un cartilage aminci, érodé d'une teinte ardoisée. Le cartilage astragalien est dépoli, sans altération aussi avancée.

Thromboses adhérentes d'une coloration rouge grisâtre dans les veines ti-biales postérieures. Pas de thrombose dans la veine poplitée.

Poitrine. — Cœur : Péricarde. Petite quantité de sérosité rougeâtre. Taches ecchymotiques sur les deux feuillets. Dans le ventricule droit et l artère pul-monaire, gros caillot gélatiniforme adhérent aux colonnes du ventricule et portant à sa surface l'empreinte des valvules sigmoïdes. Ce caillot se bifur-que avec l'artère pulmonaire, et on peut le suivre bien au-delà de la racine des poumons.

Plèvre. — Sérosité hématique plus abondante à droite. Taches ecchymo-tiques et exsudatives (ces dernières rares) sur les deux feuillets. Dans les poumons, pas d'infarctus, pas d'inflammation lobulaire, hyperémie du lobe inférieur.

Abdomen. — Péritoine : petite quantité de sérosité louche. — Muqueuse intestinale parsemée de taches ecchymotiques. — Reins hyperémiés présentant ces mêmes taches sur leurs capsules. — Rate : trois infarctus rouge sombre sous-capsulaires. — Foie hyperémié.

Centres nerveux non examinés.

Ce fait met en relief l'action de la moelle dans les accidents septiques mortels qui ont suivi une lésion du tissu osseux, aussi l'avons-nous rapporté avec détail. Dans les deux autres observations les lésions étaient probablement les mêmes, les symptômes locaux et généraux ayant présenté une identité presque complète.

La moelle est donc un agent terrible d'absorption dans les traumatismes de cette nature. Mais son action paraît différer suivant que le cylindre diaphysaire est divisé, ou qu'il a conservé sa continuité.

Dans le premier cas (fracture comminutive, section de l'os pendant une amputation, etc., etc.), on observe le plus fréquemment les symptômes et les lésions de la pyohémie. Le tableau des phénomènes se déroule d'une façon progressive, dans un intervalle de temps plus ou moins long. Dans le second cas au contraire, lorsque la paroi diaphysaire est intacte, (périostite phlegmoneuse ; abcès sous-périostés ; nécrose aiguë ; etc., etc.), les phénomènes ont une acuité plus grande. L'absorption semble se faire dans des conditions beaucoup plus favorables. L'intoxication est d'emblée portée à son maximum (septicémie aiguë), et le blessé succombe avant que les lésions classiques de la pyohémie aient le temps de se produire. Cette différence peut être rapportée à l'augmentation de pression qui existe dans le cas où la diaphyse n'offre pas de véritable solution de continuité ; augmentation de pression qui est un adjuvant énergique dans les phénomènes d'absorption (1).

_____

(1) Ranvier. *Sur l'infection purulente*, (communiqué à la Société des services médicaux. Lyon, 29 mars 1871).

Les résultats donnés par le drainage n'ont pas été plus heureux que les précédents dans les trois observations qui suivent. Ce n'est plus le drainage par adossement que nous avons pratiqué, mais un véritable *drainage interstitiel*, c'est-à-dire que pour parer aux accidents locaux et généraux nous avons porté le tube élastique dansle foyer même de la fracture.

OBS XX. — *Coup de feu à la partie supérieure de la cuisse gauche. — Fracture comminutive sous-trochantérienne du fémur. — Suites d'abord simples — Accidents brusques de septicémie. — Mort.* (Drs Christôt et Charreton.)

Prête (Cl.), 3e légion de Saône-et-Loire, est atteint à la bataille de Pouilly d'un coup de feu à la cuisse gauche. Le projectile brise comminutivement le fémur au-dessous du grand trochanter. Ce blessé présente en outre un coup de feu dans les parties molles de l'épaule.

La cuisse est fixée sur un plan incliné. Les premiers jours se passent sans accidents. Vers le 2 février, suppuration plus abondante, souffrances vives dans la cuisse, fièvre et frissons. Un premier débridement n'amène pas de résultat. Le 4 février, je passe un drain suivant le trajet du projectile et je cherche à réaliser à l'aide du tube élastique une irrigation continue du foyer de la fracture. N'ayant pu arriver à réaliser ce moyen thérapeutique, je me borne à de grands lavages répétés régulièrement deux fois par jour. Une fenêtre pratiquée sur la partie crurale du plan incliné rend le pansement assez facile.—Les symptômes de septicémie suivent une marche rapide, et le malade succombe le 10 février.

OBS. XXI. — *Coup de feu au tiers moyen du bras. — Fracture comminutive de l'humérus. — Inflammation diffuse des parties molles. — Ostéomédullite suppurative. — Drainage des parties molles. —Drainage interstitiel. — Pyohémie. — Mort.*

Amiet (Antoine), 3e légion de Saône-et-Loire, est blessé à la bataille de Talant d'un coup de feu au bras droit. Traité d'abord à la caserne des Capucins, il est évacué le 4 février sur l'ambulance de la salle Philharmonique

Le projectile a pénétré au niveau du tiers moyen du bras, sur le bord externe du biceps, pour ressortir en dedans en arrière du cordon vasculo-nerveux.

Bras tuméfié jusqu'à l'épaule. Écoulement difficile du pus. Nappe fluctuante à la partie interne du membre, s'étendant de l'orifice du projectile jusqu'au-dessus de l'épitrochlée. Pus ichoreux chargé de gaz et de petites esquilles s'écoulant par les orifices du projectile.

État général bon. Débridement de l'orifice interne. Incision sus-épitrochléenne. Drainage du foyer purulent de la face interne du bras, qui est sous-aponévrotique et intra-musculaire. Extraction de trois ou quatre esquilles volumineuses et nécrosées. Lavages répétés avec l'eau phéniquée.

Les désordres des parties molles et l'étendue de la fracture m'engagent à proposer l'amputation au malade, qui la refuse. Je passe un drain dans le foyer de la fracture, en m'assurant qu'il remplit bien les conditions d'un bon écoulement du pus.

Le membre est placé dans une gouttière, que le malade supporte assez mal.

Les premiers jours se passent sans accidents. Vers le 10 éclatent des accidents de pyohémie, et le blessé succombe le 23.

A l'*autopsie*, thrombose dans l'artère pulmonaire. Épanchement séro-hématique abondant dans les plèvres. Parenchyme pulmonaire farci d'abcès métastatiques. Infarctus rouge dans la rate. Hépatite parenchymateuse. Teinte fortement ictérique de l'endocarde et de la tunique interne de l'aorte.

Fragments de la fracture irréguliers, nécrosés, pus dans la partie supérieure de l'humérus et dans l'articulation scapulo-humérale. Thromboses grisâtres et puriformes dans les veines humérales et dans l'axillaire.

Obs. XXII.— *Coup de feu au tiers supérieur du bras.*— *Fracture comminutive de l'humérus.* — *Pyohémie.* — *Drainage interstitiel tenté sans succès après les premiers frissons.*— *Mort.*

Je ne rapporterai pas en détail cette observation, qui est analogue à la précédente. Elle en diffère par un point important : nous n'avons vu le blessé qu'après les premiers frissons d'intoxication du sang. Le drainage des parties molles et du foyer de la fracture n'a pas eu d'action sur la marche des accidents.

Je termine cette longue série d'observations par l'analyse suc-
cincte de deux cas de blessures graves du pied et de la main où
le drainage nous a donné d'avantageux résultats.

Obs. XXIII. — *Deux coups de feu dans la main.* — *Fracture comminutive
du métacarpe.* — *Arthrite purulente des articulations du carpe et de l'articulation radio-carpienne.* — *Résection d'un métacarpien.* — *Irrigation
froide et drainage.* — *Guérison.* (Dᵣˢ Bernheim et Christôt.)

Brusthalèr (Louis), 1ʳᵉ légion du Rhône, 1ᵉʳ bataillon, 1ʳᵉ compagnie,
reçoit quatre coups de feu à la bataille de Nuits. Il reste trois heures et
demie sans secours sur le champ de bataille. Il entre à l'ambulance Marey-
Monge.

Première blessure : premier métacarpien brisé comminutivement par une
balle.

Deuxième blessure : poignet droit traversé de part en part. Radius mis
à nu par le projectile.

Troisième blessure : peu profonde, éclat d'obus au bras droit.

Quatrième blessure : séton musculaire à la cuisse droite tiers moyen.

28 décembre. Chloroformisation. Extraction de nombreuses esquilles nécrosées. Résection du premier métacarpien. Irrigation froide. Soulagement
pendant quelques jours. Le 6 janvier, gonflement plus accusé, rougeur de
la main, douleurs plus vives. Irrigation suspendue, cataplasmes de farine
de lin laudanisés. Amélioration.

Quelques jours après notre départ de Nuits, du 10 au 12 février, le docteur
Bernheim est rappelé de Dijon pour pratiquer l'amputation de l'avant-bras,
qui paraît la seule ressource possible. La main est le siége d'un gonflement
considérable, toutes les articulations suppurent. Incisions multiples. Drainage. Trois tubes élastiques traversent la région carpo-métacarpienne. Des
lavages répétés sont recommandés comme complément du drainage.

Je revois le blessé le 22 février. La tuméfaction a sensiblement diminué.
La suppuration s'écoule bien par les tubes élastiques. Brusthaler peut exécuter quelques petits mouvements des doigts. L'état général est bon.

Aujourd'hui 3 août, articulation du carpe et radio-carpienne ankylosées.
Masses musculaires de l'avant-bras légèrement atrophiées. Les mouvements
du pouce sont limités, ceux de l'index et du médius se font d'une façon sa-

tisfaisante. L'index et l'annulaire ont également des mouvements qui sont devenus plus étendus dans ces derniers jours. Galvanisation. Séjour aux eaux d'Aix.

En somme, chez ce blessé le drainage a évité le sacrifice du membre. Malgré la défectuosité du résultat actuel, il ne lui reste pas moins des mouvements dans tous les doigts, mouvements qui ont gagné sensiblement dans ces derniers temps, et qui prendront par la suite un développement qui permettra à la main de récupérer une partie de sa motilité normale.

OBS. XXIV. — *Coup de feu dans le pied droit.* — *Quatre métatarsiens fracturés comminutivement.* — *Inflammation diffuse consécutive.* — *Accidents généraux.* — *Drainage.* — *Cessation des accidents.*

Pouron (Virgile), franc-tireur des Vosges, est atteint à Pouilly d'un coup de feu qui laboure profondément le pied droit. Blessé le 23, il est évacué le 1er février sur notre ambulance de la salle Philharmonique.

La région métatarsienne du côté droit est assez symétriquement traversée par le projectile, dont l'orifice d'entrée occupe le bord interne du pied et l'orifice de sortie le bord externe, fracture comminutive des quatre derniers métatarsiens ; le premier paraît fortement échancré, mais non fracturé. Peu de phénomènes réactionnels.

Les jours suivants, rougeur et tuméfaction du pied, du coude-pied et de la partie inférieure de la jambe. Cette tuméfaction augmente jusqu'au 3, où éclatent des phénomènes généraux : frissons, céphalalgie, fièvre plus vive, nausées.

14 février. Débridement de l'orifice externe. Extraction d'un grand nombre de petites esquilles, très-irrégulières et nécrosées. Tube à drainage, traversant complétement le métatarse suivant le trajet du projectile. Quelques petits lambeaux de vêtement sont aussi enlevés.

Les phénomènes inflammatoires locaux et généraux cèdent à cette intervention, et jusqu'à la fin du mois de février, les choses suivent un cours régulier. Nous laissons le blessé dans un état très-satisfaisant, le drain reste en place.

A ces derniers cas j'en ajouterai deux autres, que je me conente de résumer. Voici le premier :

Coup de feu dans la région tibio-tarsienne, reçu à la bataille de Nuits, articulation du coude-pied largement ouverte. Fracture comminutive des deux malléoles, accidents généraux immédiats graves ; extraction d'esquilles et drainage ; suppuration étendue du pied et de la jambe. Plusieurs fois la question de l'amputation est posée, sept drains sont successivement passés et laissés, dans l'article, dans le pied ou dans la jambe. Déviation très-accusée du pied en dehors, maintenue autant que possible par des appareils silicatés. Dans tous les cas le drainage a paré aux accidents locaux et généraux d'inflammation diffuse. Aujourd'hui les plaies sont complètement cicatrisées ; la déviation du pied est beaucoup moins forte, et le blessé marche à l'aide d'un appareil silicaté.

Dans le second cas le résultat a été aussi heureux :

Coup de feu au tiers inférieur de l'avant-bras reçu à Beaune-la-Rolande. Echancrure profonde de la partie inférieure du radius, qui n'est cependant point fracturé. Inflammation diffuse vive, spasmes tétanoïdes dans le membre. Anesthésie et extraction d'esquilles nombreuses, d'un débris de bouton et de plusieurs doubles de vêtement. Cessation des accidents nerveux continuation des accidents inflammatoires, qui gagnent le poignet, le dos de la main et l'avant-bras. Ces accidents sont combattus heureusement par le drainage. Départ du blessé avec un membre légèrement difforme et atrophié, retour des mouvements. Trois mois après le départ, ce blessé pouvait écrire lui-même pour donner de ses nouvelles.

§ III.

Dans cette étude, j'ai autant que possible laissé de côté les applications banales du drainage, cherchant à analyser son mode d'action et à trouver ses applications dans une série d'inflammations d'une nature un peu spéciale. J'ai dû élaguer les cas où le succès eût été trop facile et où des moyens ordinaires auraient donné des succès moins rapides peut-être, mais tout aussi certains. Bon nombre de fois j'ai utilisé le drainage dans nos amputations pour combattre les décollements et les fusées purulentes ; dans ces derniers temps, j'ai eu aussi l'occasion de l'employer pour cicatriser des trajets fistuleux persistants, suites de coups de feu, et où la liqueur de Vilatte (un excellent agent cependant) était restée sans résultat. Dans tous ces cas j'ai obtenu des résultats immédiats et définitifs.

J'aurais pu grossir encore le nombre des faits que je viens d'exposer, mais je me suis fait un devoir de ne reproduire que ceux que j'avais suivis et dans lesquels j'avais pu me rendre un compte exact du mode d'action en drainage.

1° Sur dix cas où le drainage a été appliqué pour enrayer des accidents sérieux, quelquefois même menaçants, succédant à des plaies par armes à feu, des parties molles (une seule par instrument tranchant et piquant), neuf fois il a donné d'excellents résultats. Dans un seul cas il n'a pas été suivi de succès ; mais les conditions dans lesquelles il a été pratiqué, son application tardive, méritent d'être rappelées. Sur ces dix plaies, quatre étaient compliquées de corps étrangers, (je ne parle ici que des projectiles dont l'extraction a été plus ou moins laborieuse).

Les dix plaies se répartissent ainsi :

Epaule...................... 2
Hanche...................... 2
Dos 1
Bassin, fosse ischio-rectale et rectum... 1
Cuisse...................... 2
Jambe 2

Dans toutes, l'inflammation suppurative a été diffuse ; dans deux elle est devenue gangréneuse. (Obs. ix.)

Trois fois le drainage a eu à combattre des accidents de septicémie (obs. iv, vi et ix), une fois des symptômes de pelvi-péritonite (obs. v), une fois une inflammation suppurative profonde avec propagation au tissu cellaire du petit bassin. (Obs. x.)

2° Le drainage a préservé, dans trois cas de périarthrite diffuse, l'articulation menacée par la suppuration (genou 1 ; coude 2.)

3° Dans trois cas d'arthrite traumatique violente du genou, il n'a pas donné de résultats avantageux ; deux de ces cas étaient, Il est vrai, des plus déplorables ; le troisième, au contraire, semblait dans des conditions convenables pour l'application de la méthode.

4° Trois fois le *drainage par adossement* a été employé. Une fois dans un cas d'érosion du fémur, suivi de nécrose aiguë partielle de la diaphyse ; une fois dans un cas de fissure de l'humérus avec nécrose aiguë consécutive ; une fois dans un cas d'abcès sous-périosté du tibia, suite d'une blessure par éclat d'obus de la partie inférieure de la jambe. (Dans ce dernier cas le traumatisme n'avait peut-être pas agi comme cause unique). Dans aucun de ces trois cas le drainage n'a empêché des accidents de septicémie aiguë, conséquence d'ostéo-médullite suppurative.

5° Trois fois le drainage *interstitiel* a été pratiqué sans succès (fémur, 1 ; humérus, 2).

6° Il a donné des résultats avantageux dans quatre cas de blessures graves des extrémités où le squelette était profondément intéressé (main et pied 1 ; pied, 1 ; partie inférieure de l'avant-bras, 1 ; articulation tibio-tarsienne, 1).

De l'ensemble des faits qui précèdent, je crois pouvoir tirer les conclusions suivantes :

1° Le drainage constitue une méthode chirurgicale précieuse pour parer aux accidents qui succèdent aux plaies par armes à feu des parties molles. Il donne des résultats heureux dans les cas de sétons musculaires et aponévrotiques, quand ils se compliquent d'inflammation diffuse et de suppurations étendues. Par les conditions d'écoulement qu'il fournit au pus et aux liquides septiques de toute espèce, il constitue un bon moyen pour enrayer la fièvre traumatique et prévenir ou faire disparaître les accidents de septicémie.

Son application me paraît surtout nécessaire dans les cas où les phénomènes inflammatoires ont été provoqués par la présence prolongée dans les tissus de corps étrangers (projectile, débris de vêtements, esquilles, etc., etc.)

2° Par la délimitation rapide que le drainage apporte à l'inflammation, il agit efficacement dans les cas de périarthrite diffuse suppurative pour protéger l'articulation menacée. Dans ce cas, il doit être employé aussi hâtivement que possible. Cette indication est une des plus importantes que puisse remplir la méthode.

3° Dans les cas où les plaies par armes à feu sont plus profondes et où les os et les articulations sont intéressés, le drainage nous semble devoir être employé avec réserve. Il nous paraît insuffisant pour combattre les accidents formidables de l'arthrite traumatique, et dans les cas où les diaphyses sont intéressées, son action n'est guère plus efficace. Le *drainage par adossement* et le *drainage interstitiel* sont peut-être plus nuisibles qu'utiles toutes les fois que le traumatisme a intéressé un foyer médullaire de premier ordre, (diaphyses du fémur, de l'humérus et du tibia). On doit craindre que le tube élastique, si bien supporté par les parties molles, ne soit un agent d'irritation d'autant plus dangereux que dans le système osseux les phénomènes d'inflammation ou d'absorption présentent des conditions spéciales qui n'expliquent que trop les complications générales graves qui en sont la conséquence. Le drainage reprend son efficacité dans lés traumatismes du squelette des extrémités (main et pied, poignet et coude-pied), quels que soient leur étendue et leur multiplicité.

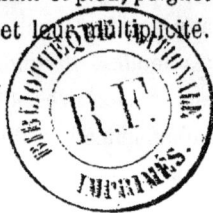

Du même Auteur :

————··∞··————

De la cautérisation sous-cutanée du varicocèle (procédé de M. Valette) (*Soc. des sc. méd.*, 1862).

De l'absorption dans les os longs (*Soc. des sciences méd.*, 1864.)

Recherches anatomiques et physiologiques sur la moelle des os longs. (Paris, 1865.)

Observation et réflexion pour servir à l'histoire clinique et anatomo-pathologique du polyadénome sudoripare. (*Journal de méd. de Lyon* et *Gaz. hebd.*, 1866.)

Leçons de clinique chirurgicale, professées à l'Hôtel-Dieu de Lyon, par M. A. DESGRANGES. Deux fascicules, le premier avec le docteur Sérullaz. (Paris, 1867-1868.)

Ovariotomies par M. A. Desgranges, observation et tableau statistique. (1867.)

Des embolies capillaires. Examen critique de l'ouvrage du docteur Feltz, avec le docteur Kiener. (*Journ. de méd. de Lyon*, 1868.)

Examen des recherches expérimentales sur la tuberculose, avec le docteur Kiener. (1868.)

Communication sur la morve. *(Académie des sciences,* 1868), avec le docteur Kiener.

Contribution à l'histoire des tumeurs plétiformes, avec une Note de M. le professeur Verneuil. Paris, 1870.)

LYON. — IMP. D'AIMÉ VINGTRINIER.

Librairie J.-B. Baillière et fils, rue Hautefeuille, 19, Paris.

BERNARD (Cl.) et HUETTE. **Précis iconographique de médecine opératoire et d'anatomie chirurgicale.** Paris, 1866, 1 vol. in-18 jésus. 495 pages, avec 113 planches, figures noires. Cartonné.   24 fr.
Le même, figures coloriées, cart.   48 fr.

BERNARD (H). **Premiers secours aux blessés sur le champ de bataille et dans les ambulances,** par le docteur H. BERNARD, précédé d'une introduction par J.-N. DEMARQUAY, chirurgien de la Maison municipale de santé, chirurgien des ambulances de la presse. Paris, 1870, in-18 de 164 p. avec 79 fig.   2 fr.

BRAIDWOOD. **De la pyohémie ou fièvre suppurative.** Paris, 1869, 1 vol. in-8 de VIII-300 p., avec 12 planches chromolithographiées. 8 fr.

CORRE. **Chirurgie d'urgence,** par le docteur CORRE. Paris, 1872. Un vol. in-12 avec 100 fig.

GAUJOT (G.) et SPILLMANN (E.). **Arsenal de la chirurgie contemporaine,** description, mode d'emploi et appréciation des appareils et instruments en usage pour le diagnostic et le traitement des maladies chirurgicales, l'orthopédie, la prothèse, les opérations simples, générales, spéciales et obstétricales, par G. GAUJOT et SPILLMANN, médecins-majors, professeurs agrégés à l'École du Val-de-Grâce. Paris, 1867-72, 2 vol. in-8 de 800 pages, avec 1600 figures. *En vente :* Tome 1ᵉʳ, par GAUJOT, 1867, 1 vol. in-8, XXVI-772 p. avec 410 fig.   12 fr.
Sous presse : Tome II, par E. SPILLMANN.

GOFFRES. **Précis iconographique de bandages, pansements et appareils,** par le docteur GOFFRES. Paris, 1866, in-18 jésus, 596 p. avec 81 planches gravées sur acier, fig. noires; cart.   18 fr.
Le même, figures coloriées, cart.   36 fr.

HOLMES (T.). **Thérapeutique des maladies chirurgicales des enfants,** par T. HOLMES, chirurgien de Saint-Georges hospital, à Londres. Ouvrages traduit et annoté, par O. LARCHER. Paris, 1870, 1 vol. gr. in-8 de XXXVI-918 pages avec 330 figures.   15 fr.

LEFORT. **De la résection de la hanche dans les cas de coxalgie et de plaies par armes à feu,** par M. Léon LE FORT, professeur agrégé à la Faculté de médecine de Paris. Paris, 1861, in-4, 140 pages,   4 fr.

MALLE. **Clinique chirurgicale de l'hôpital militaire d'instruction de Strasbourg,** par MALLE, professeur de cet hôpital. Paris, 1838, 1 vol. in-8 de 700 pages.   3 fr.

ROUX. **De l'ostéomyélite et des amputations secondaires,** d'après des observations recueillies à l'hôpital de la marine de Saint-Mandrier (Toulon) sur les blessés de l'armée d'Italie, par M. Jules ROUX, premier chirurgien en chef de la marine, à Toulon. Paris, 1860, 1 vol. in-4, avec 6 planches lithographiées.   5 f.

SAUREL. **Traité de chirurgie navale,** par le docteur L. SAUREL, ex-chirurgien de la marine, suivi d'un Résumé de leçons sur le **service chirurgical de la flotte,** par le docteur J. ROCHARD, directeur du service de santé de la marine. Paris, 1861, in-8 de 600 pages, avec 106 figures.   8 f.

SÉDILLOT (Ch.) et LEGOUEST. **Traité de médecine opératoire,** bandages et appareils, par Ch. SÉDILLOT, médecin inspecteur des armées, professeur à la Faculté de médecine de Strasbourg, etc., et L. LEGOUEST, inspecteur du service de santé des armées. *Quatrième édition.* Paris, 1870, 2 vol. gr. in-8 de 600 pages chacun, avec figures intercalées dans le texte et en partie coloriées.   20 fr.